U0189338

拥抱躁郁

躁郁接线员的
救助之旅

［日］坂口恭平 ◎ 著　乌云毕力格 ◎ 译

中国科学技术出版社

·北　京·

Original Japanese title: SOU UTSU DAIGAKU
copyright © 2021 Kyohei Sakaguchi
Original Japanese edition published by SHINCHOSHA Publishing Co., Ltd.
Simplified Chinese translation rights arranged with Kotorie
through The English Agency (Japan) Ltd. and Shanghai To-Asia Culture Co., Ltd.

北京市版权局著作权合同登记 图字：01-2022-6131。

图书在版编目（CIP）数据

拥抱躁郁：躁郁接线员的救助之旅 /（日）坂口恭
平著；乌云毕力格译 . — 北京：中国科学技术出版社，
2023.4

ISBN 978-7-5046-9988-6

Ⅰ . ①拥… Ⅱ . ①坂… ②乌… Ⅲ . ①情绪障碍—诊
疗 Ⅳ . ① R749.4

中国国家版本馆 CIP 数据核字（2023）第 035354 号

策划编辑	李 卫 杨汝娜	
责任编辑	韩沫言	
封面设计	创研设	
版式设计	蚂蚁设计	
责任校对	邓雪梅	
责任印制	李晓霖	

出 版	中国科学技术出版社	
发 行	中国科学技术出版社有限公司发行部	
地 址	北京市海淀区中关村南大街 16 号	
邮 编	100081	
发行电话	010-62173865	
传 真	010-62173081	
网 址	http://www.cspbooks.com.cn	

开 本	880mm×1230mm 1/32	
字 数	154 千字	
印 张	8.25	
版 次	2023 年 4 月第 1 版	
印 次	2023 年 4 月第 1 次印刷	
印 刷	大厂回族自治县彩虹印刷有限公司	
书 号	ISBN 978-7-5046-9988-6/R·3030	
定 价	59.00 元	

（凡购买本社图书，如有缺页、倒页、脱页者，本社发行部负责调换）

在很长一段时间里，我都被躁郁症所困扰。我是这么形容自己的：清醒冷静的状态下，我是师北宸；非清醒冷静的状态下，我的体内有两个小人——一个是孙悟空，另一个是贾宝玉。再之后我又有变化：非清醒冷静的状态下，我体内的两个小人分别是樱木花道和贾宝玉。

躁狂的时候我是大闹天宫时的孙悟空，想破坏一切，想打碎一切；当我变成樱木花道时，我的大脑"下线"，变得中二、呆滞、冲动、迟钝。抑郁的时候我往往是多愁善感的贾宝玉，我为女人哭、为朋友哭、为家人哭、为事业哭。一件特别小的事，别人只会难过一瞬间，而我会难过1小时，甚至5小时。

为了探索和了解自己，我研究了很多领域的知识。MBTI、九型人格、占星、命理、DISC……后来我看了《高敏感是一种天赋》，发现书里的大部分描述都与自己的状态类似。后来我又看到了《拥抱躁郁》这本书，看到这本书的那一刻，我有一点感动。我发现作者在书中所描述的症状，80%以上都与我相符。

我曾经咨询过心理医生和心理学专家，他们中有人说我这不是病，因为达不到医学上的确诊标准。后来我和一位北京大学心理学博士、同时也是十多年的好朋友聊起我的一些症状时，她敏锐地说："你这是不是得了双相（情感障碍）？"

那一刻我被温暖到了。是啊，我一直怀疑自己患有双相情感障碍（即躁郁症）。我查了很多资料，发现我的症状非常符合双相情感障碍。但我又不敢确信。听到朋友说出来的那一刻，我感到非常温暖，终于有人理解了我。

可是，为什么又有专家说这不是"病"呢？

直到翻开《拥抱躁郁》的第一章，我懂了，第一章的开头是这么写的：与其说躁郁症是一种病，不如说它是一种体质。这句话太打动我了。

我也一直觉得躁郁症是一种体质。就像有些人特别怕冷，有些人对花粉过敏，有些人对动物毛过敏，这些都是体质，可能一辈子都很难治好。但了解了自己的体质后，人们就可以通过不接触"过敏源"来让自己好过一点。比如我有鼻炎，2008年到2020年我都在北京生活。有很长一段时间北京的雾霾严重，而且我还养了猫，每到冬天和春天，我就打喷嚏打个不停。我吃了无数种药都没有治好鼻炎，直到后来我搬离北京到了深圳，鼻炎一下子就好了。深圳的空气好，我也没再养猫。过了好长一段时间我才意识到：我以前明明有鼻炎，怎么突然就好了？

直到有一天，我们团队去厦门团建。我推门走进一家猫咖，就在推开门的那一瞬间，我立刻打了一个喷嚏，而且我敏锐地意识到，我打喷嚏是因为接触到了猫毛以及猫在上蹿下跳时空气中飞扬的粉尘。我看着阳光下的粉尘，又接连打了两个喷嚏。

碰到了过敏源，我的鼻炎又犯了。我的鼻炎可能一辈子都治不好，但只要不碰到过敏源，我就感受不到我有鼻炎。

当我在朋友圈发布跟躁郁症相关的内容时，有不少人回复说他们也有这样的症状。有些人是确诊了，而有些人只是自己发现有这样的症状。有一句话叫"看到即消融"，你不确认自己是谁时，你特别担心害怕，就好像你蒙着眼睛骑在了某种动物身上，如果你完全没看过、没感受过这种动物，你便不知道你骑着的是马、大象、骆驼，或者干脆只是一辆摩托车。当你足够了解自己骑的动物是什么以及有何习性之后，你才可以开始学习如何熟悉它、适应它、驾驭它。

有一本书叫《象与骑象人》，这本书里写道：

人的心理是由独立运作的部分联合组成的，有时候，它们意见相左，各行其是。

有些人的"大象"，被叫作自恋型人格障碍，比如乔布斯、拿破仑、特朗普；有些人的"大象"，被叫作精神分裂，比如著名数学家约翰·纳什；而像我这种人的"大象"，则被叫作躁郁症。躁郁症又被称为"天才病"，我安慰自己，我有着和天才一样的体质，我有着和天才一样的天赋。凡·高、贝多芬、丘吉尔都是躁郁症患者。

在关于躁郁的解释里，我看过一篇报道是这么写的：很多人认为双相情感障碍是指既抑郁又焦虑，但其实这是一种误解，双相指的是抑郁与躁狂。由于情绪的突然波动，常常造成患者由"天堂"到"地狱"的感觉转变。对他们来说，世界就是一台时不时启动的跳楼机，大脑永远在躁狂和抑郁的两极间流窜。也许上一秒身体里还膨胀着能量，无数想法迸发出创意的火花，下一秒就跌落绝望的深渊，这就是绝大多数患者的感受。

就像电子摇滚乐队大波浪乐队的主唱李剑说的："我在社交生活中表现得与他人无异，但内心却无时无刻不承受着抑郁的折磨。我时常感到孤独、无力、绝望，像是顶着一张蓝色的脸行走在宇宙的边缘。我无法求救，无法向别人倾诉自己的真实感受，无法展现自己内心那张蓝色的脸。"双相情感障碍就是这样一种给人不断带来心境起伏的精神障碍，既有抑郁低落的一面，又有躁狂的一面。

大波浪乐队参加了综艺节目《乐队的夏天》第一季，在节目中他们表演了一首 *No Such Disease*（没有这个病），这首歌表达的就是躁郁症病人和医生的对话。

李剑说："我是一个双相情感障碍患者，一开始我并不知道自己的问题，只是觉得自己高兴起来的时候比正常人更加高兴，而失落悲伤的时候几乎不想再继续活下去。"

躁狂发作时常常表现出情感高涨、言语活动增多、精力异常充沛等行为状态，抑郁发作时则会出现情绪低落、愉快感丧失、言语活动减少、疲劳迟钝等症状。患者的情绪不稳定，高涨和低落反复交替，甚至是不规则地出现，像极了电压不稳定时忽明忽暗的灯泡，严重影响了患者的生活质量和社会功能。

典型的躁郁症是什么状态呢?《杭州日报》上刊登过一位患有躁郁症的翻译家金晓宇的故事。许多时候我写作时也和他是一样的状态，有一次读完《超级符号原理》，我写了一篇读后感准备与读者分享，我3天写了2.8万字，其中有1.8万字是1天内写完的。我写完的时候吓了一跳，怎么能写这么多?

2022年大年三十的午饭前，我一上午写了9000多字。当时我还发了一条朋友圈:

6点半起来，出去吃了一碗米线，中途跟朋友聊了半小时。其他时间我都在连续不断地写，一上午写了近万字。

我的表达欲完全是由身体驱动、本能驱动的。

感谢最近身边的所有人和所有事，我又能写了。早上在书房面对着苍山，看着它从全黑到一点点亮起来，自己从书房再到门口露台边晒着太阳边写作，这是完全的心流，而且一点儿也不累。如果是以前，连续写这么久，我会累得跟爬了一座山似的，身心全被掏空，而现在写完，我的精力和体力一切都正常。

在对的状态里，在自己的本性里，做事不应该那么费力的。

那天下午我又写了两三千字。虽然我说自己"没被掏空，精力和体力一切正常"，但那只是身体的假象。因为第二天起来的时候我才感觉到疲惫，休息了大半天我才缓了过来。

有一位朋友跟我约饭，我没去，因为我没有力气说话了，而且第二天晚上我就陷入低落、沮丧甚至抑郁的情绪里。他接二连三地约我，最后我实在推脱不了，只能硬着头皮赴约。整场饭局我都在不断对抗、攻击，她说的每句话我几乎都要反驳。攻击完对方之后，我对她说："你知道我为什么一直拒绝你了吧？"

抑郁的时候我还会不断自我攻击，脑袋里的孙悟空会跳出来。每一个念头出现时，我的大脑里同时就会出现一个反对的声音。对"躁郁人"（《拥抱躁郁》中用的词，我很喜欢这个词，正如前文所说，与其说躁郁是一种病，不如说是一种体质）来说，躁狂的时候对身体消耗极大，抑郁的时候依然在消耗，因为自己在不断 PUA 自己。

我还看到过对躁郁症非常精准的描述，是这么描写的：对于躁郁症患者来说，世界就是一台不时启动的跳楼机，大脑永远在躁狂和抑郁的两极中流窜。也许上一秒身体里还膨胀着能量，无数想法迸发出创意的火花，下一秒就跌落绝望的深渊，同时体验着"冰"与"火"交融的世界，这就是绝大多数患者的感受。如果说抑郁症就像一条黑狗，那么双相情感障碍者的头脑里不光有黑狗，还有一条狂暴的火龙。

回到《拥抱躁郁》这本书，我为什么要推荐它呢？一个很重要的原因，就如我一开始所说的，书里 80% 以上的描述与我一模一样。书中说道：

躁郁人心灵柔软，所以大多数躁郁人很容易受伤。他们特有的圆融至极的人际关系是患有躁郁症的证据。

这句话正中我的心坎。我特别容易受到伤害，即使是一件特别小的事情。周围的朋友、家人无意中说的话，我也会难过很久。在很长一段时间里，我都没办法告诉别人我的感受。但是当我看到相关的电影、综艺、图书时，看到别人呈现和描述类似的经历时，我又会难过得不行。

有一次，我请一对吃素的母女来我家吃饭。我跟我爸强调她们吃素，记得单独做几道素菜给她们吃。吃饭的时候，一道青菜快被吃完了，她们夸这道青菜很好吃。女孩问："叔叔，你是怎么做这道菜的？"我爸（有些得意地）说："我做那道素火锅，放的是植物油；但是我做这道青菜的时候放的是猪油，用猪油，菜就香了。"

听到"猪油"的那一刻，我整个人都不好了。我爸还在接着说："猪油啊……"（后面我已经完全听不进去了）我用家乡话小声嘀咕着说："爸，别再提猪油了。"

本来我特别高兴。因为这位朋友我约了好多次，但从

"猪油"两个字开始，我全程绷着脸。我想控制自己，但我无论怎么样都无法控制。后面的大半个小时，我说的话不超过5句。我知道自己有情绪，可是我完全控制不了自己。当时我唯一能控制的就是让自己少说话。相比我不断攻击别人，这是对别人伤害最小的方式。

吃完饭后，我与女朋友小曼一起散步。我一路沉默，小曼不断安慰我。我和她说："给我一点时间，我慢慢消化。我现在非常难受，我很痛，我想控制自己、调节自己的情绪，但是我做不到。我能做的就是和大黑狗在一起。你陪我们一起，可以吗？"得到肯定的反馈后，我说："谢谢，谢谢你……"

回到家后，她依旧陪着我直到我的情绪逐渐好转。

这一件小事让我难受了一个多小时。那只大黑狗就在我的体内，而我对它无可奈何。

在听到"猪油"的那一瞬间，我是有一点生气的，生气的情绪大概维持了一秒，之后的那一个多小时里，全是难过的情绪。其实那次吃饭的时候我注意到了，父母很快就吃完饭离开了饭桌，而以往他们都会与客人多聊几句，但这一次他们离得远远的。其实我早已感受到他们不喜欢这个氛围。因为饭桌上其他人都在谈论他们不感兴趣的事。

等情绪过后，我觉得有必要跟爸爸沟通一下，于是我编了一条信息发给他：爸，今晚听到你说蔬菜里放了猪油，我特别不舒服，一晚上我的心情都不好。我们邀请他们来家里吃饭，却没有足够尊重他们的习惯。你们每天为我做饭、收拾东西，都特别辛苦，我也没太多时间陪你们、照顾你们。但凡不是必要的饭局，我都会推掉，希望尽可能回来和你们吃饭。和一些比较熟悉的朋友我也会尽量约在家里吃，他们还能和你们聊聊天，我也会特别开心。阿卓（今晚那个小姑娘）是我来大理的时候认识的很好的朋友，她总听我说你做菜的手艺很好，一直问能不能来家里吃饭，一开始妈妈说火锅里是骨头汤（其实不是，她记错了），后来你又说那盘菜用的是猪油，我一下子就很难受。我很感谢也很庆幸有你们的照顾，但我觉得还是要和你们沟通一下我很难受。

第二天，爸妈约我聊天。其实我有些回避，但我还是得和他们聊，碰到问题的确要正面沟通。爸爸说："我年纪大了，有时候考虑不周，这不是我的本意。你也知道，我和你妈妈对你们说的事情并不太感兴趣。"

我全程都在听，我也非常难过。因为除了为朋友前一天晚上吃了猪油炒的菜难过，我同时难过的是，我也完全理解我爸。他不是故意的，他只是没意识到。他没法留意到所有的细节。我为什么会回避和他的谈话呢？因为我感受到了太多的爱。很多人家庭不幸福，是因为家人总在争论对错，而忽略了对方的感受。爱就是，我不认同你，但我会为了你去做我不认同的事。

我听的时候面无表情，但当我和小曼聊到这个细节的时候，却哭得伤心不已。

在《拥抱躁郁》中有这么一段话来描述躁郁人：

我的心是敞开的，不，甚至可以说我的心已经暴露在了身体外，所以我瞬间便可以他人融为一体。我与他人的边界模糊不清，甚至从来没有存在过边界。别人遇到的问题，我听着听着，就突然变成自己的问题了，或者也可以说我和他的心瞬间融为了一体，我变成了他。

我曾经读过一本书叫《亲密关系》，里面把孩子的依恋类型划分为回避型、焦虑型等。我在读那本书的时候发现自己属于高回避型依恋。当我看到《拥抱躁郁》时，我才理解我其实不是回避型依恋，我只是太敏感、太脆弱，我知道某些事情会让我极度伤心，我的身体承受不住，我只能"躲"过去。

我不想跟爸爸沟通，因为我知道他会说什么话，而我知道他说的那些话会让我脆弱不堪、破碎不堪。

这其实是抑郁的能量、抑郁的色彩。当躁狂发作的时候，你又觉得自己无所不能。比如有一次我去跑步，本来只想跑5千米，结果越跑越兴奋，跑完5千米后，我就想要不再跑5千米吧，而跑到10千米的时候我又想要不再试试5千米吧，于是一口气跑了15千米。

结果第二天，本来7点要起来出门，我硬是挣扎到12点才起床。一方面我把腰给跑伤了，另一方面我的心情低落抑郁。后来我歇了一个月，身体才恢复过来。

躁狂之后是无尽的抑郁。躁狂的时候，你觉得自己是超人。我在刚创业的时候，不断高喊："我是天才！""我太厉害了！"一开始同事很惊诧，后来他们都习以为常了。

有一次与阿里巴巴合作，我在阿里巴巴的办公园区附近住了一段时间。在微信群里跟前合伙人聊天时，她觉得自己斗志满满，因为我传递给她的能量特别强烈。一周后，她从深圳飞到杭州，在会议室里打算与我开会，却发现我一直瘫坐在椅子上，显得很没有力气，我也不说话，只听音乐、睡觉。

她说："远程会议的时候以为你斗志满满，我很兴奋。怎么一见面你就变成这样子了？"

她不知道的是，这才是我的常态。

我统计过，躁狂的时候，我半天能写一万多字；抑郁的时候，我三天说不了十句话。我的一位前女友完全理解不了我为什么三天不联系她。这种事情其实发生过不止一次，在刚和她确认恋爱关系时，我就连续三天没联系她。她问我为什么会那样？我也不知道自己为什么会那样，我只知道自己没有力气去联系她。

好莱坞著名影星安妮·海瑟薇出演过一部美剧《摩登爱情》（*Modern Love*），影片里她所饰演的角色莱克西（Lexi）就是一位躁郁人。

某一天，莱克西突然不想起床了，并连续在床上躺了21天。这是她躁郁症的首次发作，这次是以抑郁发作为主。当躁狂发作时，她则充满活力，不需要休息。在情绪、认知、动机、身体等各方面都积极、有活力，以及对异性有特别强的吸引力。她精心打扮，穿着明艳、闪亮、时髦的衣服逛超市。她心情荡漾，觉得周围的人都像她一样非常兴奋。而当她抑郁发作时，在情绪、认知、动机、身体等方面则表现出"消极、缺乏活力"的特点。她不想出门，不想接电话，不想说话。她穿着随意，不打扮。和男友约会时她则表现得敷衍、勉强、心不在焉。男友看到她前后表现出那么大的差异，甚至问她："你是不是有个双胞胎姐妹？"

我常常觉得自己像变色龙，因为我好像能理解好多人，甚至能理解所有人。我看电影时，看到立场相左的两个人不得不反目为仇时，我总会伤心难过得不行。每个人都有自己的立场，情感上是好朋友、好兄弟，可是人各有志不得不各走各路甚至因此反目为仇，我为他们的情谊而感伤。

很多人在碰到生活、事业选择上的问题时，都会来请教我。一开始我特别为难，后来我的做法非常简单：永远站在对方的立场，从最有利于对方利益的角度出发，给予对方支持。

躁郁人的特点是常常没有自我，他感受到的全都是别人。从好的角度来看，躁郁人可以完全共情、理解别人。他们可以做艺术创作、营销以及服务类工作。

很多客户信任我，他们甚至会把过去二三十年都不愿意跟别人讲的秘密一股脑儿都和我讲。躁郁很多时候对我来讲是一种诅咒，同时它又是老天赐予我的礼物。王小波有一本书叫《爱你就像爱生命》，如果让我对躁郁的经历说一句话，那就像王小波的书名一样：爱你就像爱生命。

最后，我想用《拥抱躁郁》中的一句话当作这篇序的结尾：

如果你明白了躁郁症症状只是体质导致的，那么你便可以毫不动摇、心平气和地应对它了。

希望每个躁郁人都能将躁郁转化为自己的宝贵财富。

大理数学游民中心筹办人、创始人，个人品牌教练，

资深企业品牌营销咨询师，畅销书作者

师北宸

目录

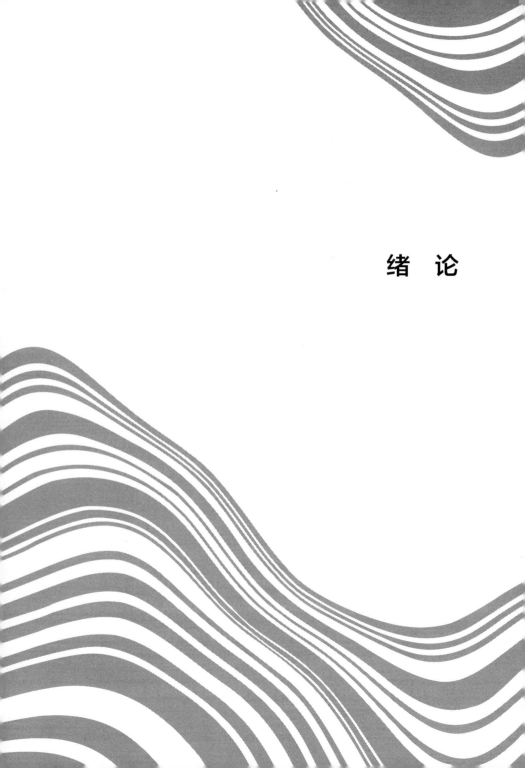

绪　论

　　我是一个躁郁症患者。躁郁症，即双相情感障碍，但这个词听起来太深奥，你可能无法理解自己到底患了什么病，叫躁郁症反而好理解了。

　　躁郁症并非是一种突发性疾病，患了躁郁症以后，人会先躁狂，然后抑郁，躁狂和抑郁反复交替出现。那么，这到底是哪儿出了问题呢？我总感觉自己身体的某个部位天生带有躁郁特质，所以我被诊断为躁郁症的时候，并没有感到不可思议，反而长舒一口气："果然如此。"我甚至有种如释重负的感觉，心里还嘀咕"这可怨不得我，我本来就是这种体质"，好像这一切都是他人的过错。

　　我被确诊为躁郁症是 2009 年的事了，当时我 31 岁。我记得自己是在东京的一家心理诊所被医生诊断为躁郁症的。不过，说是诊断，医生好像也没有用什么特殊的仪器，当然检验血液等指标是检查不出这个病的。诊断的过程很简单，我向医生描述了我的症状，然后医生根据自己的经验随口说了一句："这是躁郁症。"当时我觉得医生纯粹是凭自己的感觉做出了诊断，所以我一直感到很疑虑。不过医生毕竟是依据他的经验来判断的，所以应该能说中一些，但既然是他自己的感觉，未必就是正确的。我还发现，大家都认为躁郁症必须要先确诊，再治疗才会有显著的治疗效果。

我被确诊是躁郁症后，医生递给我一种叫作碳酸锂①的药。我问医生："为什么吃这个药有效果？"医生特别坦率地回答说："其实我也不知道为什么会有效果。"我查阅了相关的临床资料，发现这个药貌似真有一些效果，但好像并不是对所有人都有效，如果无效只能用别的药。查阅之后，我满脑堆积了一片"貌似"和"好像"。

不是我不信任医生。躁郁症本来就是一种无法解释清楚的病，现在终于有人可以耐心听我解释了——可以说我有了一位知己。

躁郁症患者特别容易发怒，平时温厚老实的人突然变得暴跳如雷，说发怒就发怒。怎么会这样呢？下面我将和大家一起探讨易怒的原因。

我被确诊之后就进入了治疗阶段，那是一段极其痛苦的过程。我从事创作工作，创作需要一些灵感，然而灵感却常常与躁狂结伴而至。当躁郁症患者躁狂发作时会吓走他身边的所有人，直至孤苦伶仃，他才开始察觉到有些不妙，默默感

---

① 处方药，主要用于治疗躁郁症，对躁狂和抑郁交替发作的双相情感障碍有很好的治疗和预防复发作用。——译者注

慨"这样不太好"。但每当我躁狂和灵感混为一体爆发时，周围的人便开始赞叹："太棒了，保持这个劲头。""厉害了，灵感开始闪现了。""这是常人无法比拟的，高人就是高人。"赞扬和羡慕的声音让我得意忘形，我从不质疑这些赞美背后的虚实，全部慷慨接纳。

此时，我那已经被躁狂搅乱了的大脑开始相信自己真像大家所说的一样厉害，再没有余力去考虑大家是否在捧场迎合等问题了。我常常认为自己被赞美是理所当然的，不过也只有躁狂发作时会这样想（抑郁时所有状态与之相反）。我工作起来也比平时更卖力了，保持着奋不顾身、勇往直前的状态。但最终我必然会因筋疲力尽而倒下，然后开始陷入抑郁的状态。抑郁后，我的状态急转直下，躁狂时爆发的力量荡然无存，我狼狈到连回短信、接电话的力气都没了。

起初我没有把自己患躁郁症的事告诉其他人，用尽了各种手段隐瞒他们。那是一段不堪回首的痛苦经历，和你——被诊断为躁郁症而辛苦阅读本书的你的痛苦现状一模一样。我亲身经历过，因此更理解你的痛苦，那是一种无以言表的痛苦。

自己昨天说的和今天想的常常发生冲突，没有一点儿一致性。我们如此缺乏一致性，却不得不生活在这个被"正常人要以一致性为本"的常理支配的世界里，本应简简单单地活下去，却变成了千辛万苦地挣扎。

我们的大脑里闪现一个新想法后，便不假思索地急于向周围宣布。这的确可以带给你瞬间的轻松和愉快，但到了第二天你又完全丧失了动手实践的意愿，而且这个变化不止一两次，而是断断续续地从来都没有停止过。虽然大家都很清楚我是一个想法易变、反复无常的人，但没料到情况居然如此严重。我猜他们发现后肯定非常吃惊。不过我只是猜测，因为他们从来没说过自己吃了一惊。其实在这里讨论他们有没有吃惊显然没什么必要了，我相信这只是时间问题，他们迟早会大吃一惊的。

回忆过去，我突然发现自己曾经那么卖力地假装自己具有一致性，但装得是否逼真，说实话我真没把握。后来我问了周围的人，发现大家不仅知道我是一个缺乏一致性的人，还知道我是一个经常意气用事、习惯性厌倦的人，所以其实其他人把一切都看得一清二楚，只有我一个人在拼命掩饰，奋力扮演一个具有一致性的正常人罢了。这是多么痛的领悟啊！现在我终于不再需要那些无谓的演技了。

什么是躁郁症？我思考了很长时间，在记忆中留下的只有那些时不时躁狂发作，继而又抑郁，周而复始的痛苦痕迹，我更不知道该怎么应付它。所以我选择去医生那里寻求帮助。医生只说了三点，一是必须每天服药，二是工作不能劳累，三是觉要睡足。也就是说，我应该做一个循规蹈矩的人，能工作就工作，只要能维持生活别破产，其他的事情差不多就行，能活下去就万事大吉。

不过事实也确实如此，我按照医嘱做之后，效果虽然算不上特别显著，但我的心里还是体验到了些许的轻松。不过，我同时还隐约感觉到了医生的真实意图——只要患者不自杀，抑郁点也无所谓，总比躁狂发作强。我强烈地感受到医生的这个想法有些不太对劲，或者说好像有点保守过度，后来我发现这种保守过度的感觉其实很重要，但当时我对此毫无察觉。

躁郁症实际上算不上是一种病，它是一种体质。即使你抑制住了病症的强度，也无法根除病症的存在，所以你注定抱着药罐过一生。不仅如此，你还需要琢磨出一套自己差不多能接受的生活方式。避重就轻的消极姿态是医生的思维方式。不管怎样，这也算是一种方法吧。医生之所以提这样的要求，我想医生可能发现了这种方法有一定的效果。就事实而言，这种做法也救过想死的患者。

说心里话，我不甘心一辈子就这样循规蹈矩、按部就班地活着。当躁狂来袭的时候，万能感充斥我的全身，难道真的没有办法让我酣畅淋漓地去发挥它的作用吗？真的没有可能利用它去开拓更广的领域吗？想着想着我便陷入了躁狂状态，身体开始"燃烧"起来。激烈的躁狂喧嚣之后的沉静，意味着更加严重的抑郁将要来临。所以，我觉得依附于躁狂，把在躁狂的快感湍流中寻找生存价值当作生活目标并非是一种好的选择。

那应该怎样做才好呢？老实说我也没有正确答案，但我下定决心无论如何都要找到一个好的办法。于是我开始阅读很多有关躁郁症的书，这些书的内容基本上相差无几，和医生说的没有什么明显的不同。也许这些书都是一些没有患过躁郁症、缺乏亲身体验的人写的。书里虽然描述了很多各不相同的症状表现，但唯独没有基于体验的为什么会这样、应该如何正确应对的内容。

当然，书中所说的症状的确符合我的状态。然而应该怎么去应对躁郁症，却从来没有人告诉过我。这些书也谈到了躁郁症患者应该每天按时服药，而且书中还堂而皇之地强调什么药对什么人有效是不确定的。如此一来，可参考的内容仅剩一条，即"每天必须吃药"。哪种药对我有效呢？这些书并没有告诉我们如何找到对自己有效的药。也就是说，并没有其他方法，只能完全依赖医生。难道只能这样吗？对此结论我又如何能甘心？

睡眠要足、每天要吃药、活动不能过量。任何一条要求都不容商议，是必须完成的指示或任务，难道你对此不感到厌烦和委屈吗？然而你自己又想不出别的方法，束手无策，说穷途末路也算不上夸张。

现在，我已经完全放弃阅读这类书了。但是，每当躁狂袭来的时候，我痛苦不堪，在不知所措中又开始寻找。我在寻找什么？我也不知道我在寻找什么。当然这样盲目地寻找其结果往往如竹篮打水一般，我在苦苦寻找的东西根本没有人写过，当然不可能找到我想要的内容。

就这样在我倍感穷途末路、绝望挣扎的时候，我得知了有一位叫神田桥条治的精神科医生，他对躁郁症有独特的见解，我在网上找到了一份 PDF 文档，文档中记录了神田桥医生口述躁郁症的相关内容。读了这篇文章后，我立即察觉到了它与之前阅读的那些关于躁郁症的书完全不同，或者说这篇文章展现了与以往截然不同的崭新视角。读着读着，我的心中忽然敞亮舒爽了很多。

自从患躁郁症以来，我能体验到如此敞亮与舒爽的只有在抑郁散去的那一刹那。我捧着神田桥医生的文章，如饥似渴地读，我的身心受到了无限鼓舞。我穿过了长长的抑郁，并没有像往常一样陷入躁狂，反而有一种暖洋洋、软绵绵的感觉。

从那个时候开始，受神田桥医生的影响，我开始思考自己专属的应对躁郁症的独特方法。现在回首想想，那篇文章简直是为我量身定做般贴切合身。

神田桥医生的观点中至关重要的一点是从头到尾没有一句"不可以做……"。相反，反复强调的那些不可以做的教条必然让我们不舒服，这是不可取的。神田桥医生的观点不仅能浸透我的大脑，还能让我的身体放松、心灵舒畅、烦恼消散，浑身上下变得十分舒爽。它带给我的不是烦闷，而是舒爽。毫无疑问，我的体验在告诉我舒爽是什么感觉。我的身体早就知道这种感觉，而且一直以来这种感觉都在为我调整着身体和心灵状态。

好了，接下来我们就正式开始躁郁大学的讲义吧。

我自作主张将这本书定义为大学的讲义。躁郁症患者为了生活下去，需要掌握健康的人不需要具备的技能。躁郁症患者为了和其他人一样正常地生活，还要为自己制定各种条条框框，以限制自己的行为，以及还有另一项作业——每天要按时吃五花八门、作用不明的药。这样做的躁郁症患者虽然外表和普通人一样，也能过上平常无奇的生活，但实际情况是他们的身体和心灵都感到不舒服。

我们不需要被那些条条框框所制约，我们需要的是齐心协力去探索并习得一些技能，还要开发并妙用这些技能。我认为只有这样做才能让有躁郁症体质的人过上健康的生活。

如果躁郁症界能像数学界一样拥有一位像秋山仁①一样的老师，患者会不会在治疗过程中感到特别轻松愉快呢？对此，我真的想试一试，甚至想到了要把躁郁症的相关内容做成日本广播协会（NHK）电视台的一个教育栏目，可是我再仔细一想，做电视栏目会被那些条条框框限制，必然会让我不舒服，所以真不如在其他领域自由自在地想怎么做就怎么做来得爽快，这样才能让自己身心舒畅，越做越有劲儿。

其实，我还设想过邀请神田桥医生写一本关于躁郁症的

---

① 日本著名数学家、数学教育家，曾获多项国际大奖。——译者注

书，但是我不是出版社编辑，更何况提出申请并委托他撰稿也是一件麻烦事，还不如自己完成来得自在，于是我自作主张把神田桥医生视作躁郁症界的苏格拉底，而我作为柏拉图对他的观点加以注释，再把成果与大家分享，通过我们共同的努力把这些技巧推向一个更高的层次。这就是我的想法，接下来开始展示我们的讲义内容。

我宣布躁郁大学的讲义正式开始。

躁郁大学开讲啦！开讲啦！

免责声明：本书中提到的治疗方法仅供参考，具体治疗　　　　方法请咨询医学专业人员。

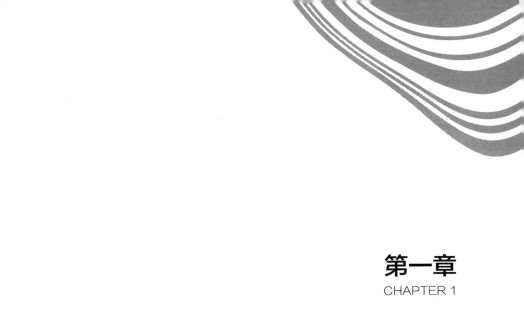

第一章

CHAPTER 1

躁郁症是一种体质

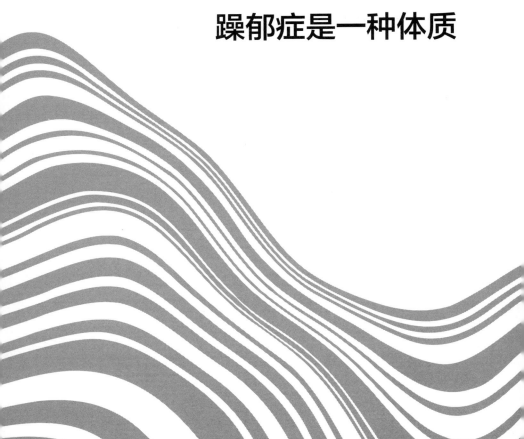

"与其说躁郁症是一种病，不如说它是一种体质。" 神田桥医生如是说。

仅仅读这么一行字，说实话我也没有明白他说的是什么意思，但我的身体瞬间感到舒爽了，舒爽得让我会心一笑。大概是因为神田桥医生说得太有道理了，我深有同感。

躁郁症并不是一种病，这一点我能感觉得到。但是不管你读哪本书，问哪个医生，这些书和医生都会告诉你躁郁症是病，而且治不好。躁郁症的病因是未知的，患者的大脑的哪个部分出了什么问题也是未知的，药物为什么有效也是未知的。明明有一连串的未知，为什么他们就敢断言躁郁症一生都无法治愈？我真的生气了。

不，我不可以生气。躁郁症患者发现不公平的时候容易立即大发雷霆，躁狂发作时患者本人根本察觉不到自己在生气，完全沉溺在自以为是的纠偏扶正的幻想中，坚信自己为了正义责无旁贷，自己应该为正义而呐喊。但这么想是完全错的，这只是你的自以为是而已。然而更严重的问题是你已经感知不到自己正在自以为是了。

正因为你认定自己是纠偏扶正的超级英雄，于是你好像穿越时空，直接闯到了写这些文字的人面前大声怒吼道："统统都是未知，你凭什么敢断言躁郁症治不好？既然你承认你这么说有些过分，那是否应该立即矫正，重新出版？"就像这样，你瞬间做出了毫不理智的冲动行为。你只要一有冲动，就会马上开始行动，所以当你的心中冒出一个念头的同时，电话往往也随之拨通了。摆出一副"不管三七二十一，我就是纠偏扶正的超级英雄"的豪气，这时的你完全丧失了行为控制能力。

既然是纠偏扶正，那你就必须带着怒气并以迅雷不及掩耳之势做出行动才行。纠偏扶正本来是一件好的事情，但是我——一个躁郁症患者的直觉告诉我，有必要控制自己的这种情绪。

说得直白一些，比如纠偏扶正这种事，对我来说并不是好的行为，而仅仅是躁狂即将到来的信号。当然，对于他人，即对那些冷静而且理性的人来说这可能是很正确的行为，我们应该颂扬。然而，对躁郁症患者来说，大家千万要注意，这仅仅是一个躁狂即将到来的征兆。

一般不会有人觉得纠偏扶正是一件坏事，但对于躁郁症患者来说这绝对不是一件好事。为什么呢？因为躁郁症患者不会为他人而行动。

躁郁症患者在任何时候做出的任何行为都不是为了他人，

恰恰相反，他们只会为自己而行动。说得再直接一点，他们只考虑自己。我这样说你可能觉得有点过分，不过你先不要生气，因为我也是躁郁症患者。在本书中，我将把我的所有行为都当作躁郁症的特征来描述。为什么我要这么做？因为所有有关躁郁症的书里，从来都没有描写过这些细微的行为特征，反而通篇赘述躁郁症症状的具体表现。

但是，对我们躁郁人（我更喜欢称自己为"躁郁人"）来说，有些症状，比如"挥金如土，疯狂消费""倒头就睡死过去"等，完全是由自身行为造成的。因此，完整记录和整理躁郁人的行动原理和行为特征是一个非常重要的课题。我就是这个完美样本的不二之选，所以我将在接下来的章节中详细记录和解说。

回到正题，我以及我的所有行为，乍一看像是在为他人行动，其实不然，无一例外都是在为我自己。

怎么理解躁郁人只为自己而行动呢？很简单，他们只是想获得周围的人，不，应该是想获得更多、更广的人群的赞赏。比如"纠偏扶正，敢于行动，你太棒了"这样的语句就是他们想获得的赞赏。他们只为被赞赏而活。一句"你太棒了"，即使这很明显是恭维和客套话，他们也感觉不到。就这样，不偏不差、囫囵吞枣、盲信不疑。他们不会去质疑自己是否陷入了盲信，而只会坚信自己很厉害，被赞誉是理所当然的。为什么他们这么以自我为中心呢？因为他们认为自己真的很厉害。

这种情况对于正常人来说可能难以理解，但事实上躁郁人的脑回路就是这样的。

你是否觉得我猜了个正着，或者觉得我用了什么魔法把你的内心看穿了？难道我有超能力？你是否已经开始胡思乱想了？请把心放到肚子里去吧。我没有什么超能力，只是这些都是我做出的行为，我将其描述得更细致、更深刻罢了。我描述或预测的不是他人的行为，完全是我自己的。当然，也许还有你的。

总而言之，做出这些行为绝对不是因为我太有个性，而是"与其说躁郁症是一种病，不如说它是一种体质"的精髓所在。

举个例子。我创办了一个叫作"生命热线"的电话咨询服务。2011 年我创立了自己的新"政府①"，在我上任宣誓的时候（顺便说一句，创建自己的"政府"这种行为也是躁郁症的冲动所致），我在网上公开了我的手机号码（当然，这种把自己的私人信息公布于众也是我躁狂发作时的行为），开始接听"不想活了"的人的电话，我这样做至今已有 10 年多了②。从表面来看，这是一个心地善良的人一心想帮助想死的人的善

---

① 因为对日本处理"3·11"地震的行动不满，作者成立了自己的"政府"。——译者注
② 作者义务提供生命热线咨询服务 10 余年。据美国有线电视新闻网（CNN）报道，作者救助的人数已超过 20000 人。——译者注

举。当然，场面话肯定是我是为了他人，如果不这样想就无法触发我躁狂发作。我发现躁狂往往是以类似愤怒的情绪作为爆发点发作的。

再举一个例子。其实很早以前日本就已经有了"为想死的人准备的'生命热线'"电话咨询服务。可是，据说能打通电话的只有这些人中的百分之几，即如果有 100 人不想活了，其中有 90 人以上打不通电话。这不正是自杀人数居高不下的根本原因吗？"什么东西！国家在干什么！我必须出手纠偏扶正！"这就是整件事情的来龙去脉。

面对日本松散、不成体系的自杀防范政策，我怒发冲冠。于是我发现了假借"为他人"的名义行动的机会。我怒发冲冠的气势完全可以冲进国会大厦，质问那些以日本首相为首的政府官员以及国会议员为什么失职。但是，当我把愤怒发到某个人身上的时候，我自己的身体也必然会出问题。

神田桥医生早已记述过这个问题。**"因为是善于察言观色的和平主义者，所以难以长期维续与他人的关系。"**

神田桥医生一针见血地指出了躁郁人的特征，让我不得不怀疑神田桥医生自己也是一个具有躁郁症体质的人。

我经常听到一些有关躁郁人的描述，如"看着像一个很随意的人，其实顾虑重重""本来是果断坚决的类型，却特别在意别人的脸色"等。当行动活跃，敢于扛起别人不敢扛的重担的躁郁人被别人描述为"看人脸色""小心翼翼"的时候，他们会马上感到羞愧难当，好像自己的所有秘密都被看穿了一样。这都是体质造成的。我被别人说"其实你是一个很细心的人"的时候，经常回敬一句"我是胆大而细致的人"。

如果你明白了躁郁症症状只是由体质导致的，那么你便可以毫不动摇、心平气和地应对它了。相反，一旦你误认为这是你自己的性格，那么必然会误解别人在故意指出你性格的弱点，心想"又来了，为什么老揭我的短"，然后开始大发雷霆，反击对抗。千万记住，你要对你发脾气的行为有所防范。

"即使感到愤怒，也不要指向任何人。"这是一个核心要点，那么如何做才行呢？当我对日本政府的自杀对策感到愤怒的时候，我是这样考虑的：对他人发牢骚，必然会令我的躁狂发作，紧接着便会陷入抑郁。但是为了解决问题，我必须有一不做二不休的行动才行。于是，我把自己的手机号公之于众，由我来受理电话咨询。从结论上讲，应对方法就是对他人不说半句埋怨和牢骚的话，其要义无非是"如有不满，自己行动"这个简单的道理。

前文中我也说过，所有有关躁郁症的书无一例外都主张"躁郁症治不好"，如果你对此断言感到不满，埋怨作者，那不如自己动手写一本有趣的关于躁郁症的书更来得舒爽。正因如此，我开始写本书了。

太了不起了。仅仅读了一行神田桥医生的文章，我想写的东西就狂涌而来，无边无际。这该怎么办才好呢？不要急，我明白躁郁人是多么渴望获得一份有关躁郁人行为特征的详细清单。如果有一份这样的行为清单，难道你不想读吗？即使它有几千页你也不会嫌多。因为我就是这样的，所以我能懂你的感受。本书正是我梦寐以求的，是我一直以来如饥似渴地在寻找的东西，我要是把它写出来了，不正好满足了所有躁郁人的需求吗？需求和供给的关系如此明了，我干起活来也轻松愉快了很多。无须踌躇，我只要心情舒畅地快速写下去就好。

如果我直接去和神田桥医生对话，因为人家毕竟是精神科医生，所以肯定用不着这么冗长的语言，而我当场却可能会很尴尬。因此，我没有去找他合著真是太明智了。

我的内心充满了写一本"由躁郁人写的、专为躁郁人写的、专属躁郁人的作品"的念想。如果能实现，那是再舒爽快乐不过的事了。对了，舒爽快乐这种感觉，对于躁郁人来说如同三大神器一样是重中之重，请你一定要珍惜，珍惜再珍惜。

第二章

CHAPTER 2

躁郁人必备的答话技巧

之前受神田桥医生文章第一行的启发，我啰里啰唆地写了不少，接下来得写得快一些了。

"（躁郁人）心灵柔软，所以大多数躁郁人很容易受伤。他们特有的圆融至极的人际关系是患有躁郁症的证据。"

这句话说得太对了，我特别容易受伤害。即使是一件微不足道的事情，比如朋友、熟人无意中说出的话也能伤害到我，而且我羞于告知对方我受到了伤害。怎么说呢，这可能是患有躁郁症的人特别好说话的缘故吧。我经常被别人说"你就像我的发小一样，太好说话了"。能获得如此评价，我感到很开心，如果将我置于集体之中，那必然是一个良好的缓冲器，我的作用不可小觑。

就拿我开通生命热线这件事来说，我的心是敞开的，不，甚至可以说我的心已经暴露在了身体外，所以我瞬间便可以与他人融为一体。我与他人的边界模糊不清，甚至从来没有存在过边界。别人遇到的问题，我听着听着，就突然变成自己的问题了，或者也可以说我和他的心瞬间融为了一体，我变成了他。我开始琢磨怎么去解决他遇到的这个问题，我苦苦思索的样子完全像是在思考自己的问题一样。这是一件非常好的事情，能给社会带来良好的影响。

但是，心灵过度柔软，会将自己与他人的边界模糊到逼近极限。一般来说，家人和外人要有一定的区别，不可以一股脑儿地帮他人处理私人事务，这些道理大家应该都知道，然而我不一样。即使是他人刻意构筑起来的以彼此的差异为特征的边界，我只用一刹那便可以将其融化到无影无踪。

2011年3月11日大地震之后，我创立了自己的新"政府"，为了接受从东日本逃难来的人们，我还向灾民开放了自己的工作坊。那段时间，我把我的家庭彻底抛在了九霄云外，一股脑儿地扑在了救助灾民上。一旦发狂到这个程度，我根本听不进家人的忠告和劝解。对我来说，哪些是重要的、哪些是次要的，已经分不清了。

但从现实的角度来看，家人也好，他人也好，并没什么区别，救难济困、帮助身边遭遇不幸的人这件事本身是合情合理的。我之所以说躁郁人对其所属的集体来说应该能带来好的影响，也是从这点上来说的。只是等自己回过神来才会发现，我已经深深陷入了躁狂旋涡，身边人的意见和劝告我已经完全听不进去了。当我从躁狂中清醒过来的时候，经常发现身边已经没有别人了。

情况发展到这个地步，我们躁郁人该怎么办呢？我向大家提出一个非常重要的建议，即每个人都要选择一个自己专属的"灯塔"——一个无论什么时候只要是他讲的话，你都必须认真听取的人。至于人选，家人过于亲密，所以尽量避免将家人作为最佳人选，最好选择你的好朋友。

拿我来说，橙书店的久子是我的"灯塔"，她会认真批阅我每天写的原稿。还有本书的责任编辑梅山和为我操办个人画展的策展人——酷比魔方的画展策划人旅人也是我的"灯塔"。来看看他们的分工吧。久子分担我的一部分日常生活；梅山帮我企划和管理出版以及公共领域的行为等；旅人则帮我处理有关绘画的所有事情。这三位都是我非常亲近的人，但同时又有一些距离，他们常为我提供冷静且有用的意见。

我毅然决然地听取他们三个人的话。刚开始执行的时候的确有些困难，但只要觉察并体验到了这样做能让我心情舒爽这个关键点，我作为躁郁人原本拥有的柔软心灵就开始发挥它超群的柔软性，一发不可收拾，唯恐不够，所以大家一定要找到各自的专属"灯塔"。

还有一个非常简单的方法。不过，对躁郁人来说可能稍微有一点儿困难。这个方法是坚持"不与不了解的人说话"。假设你碰见了一个游客，他看上去像是外国人，正在路边查阅一张地图或浏览智能手机上的谷歌地图，不断地东张西望。看到类似这样的情景，我都会推断："这个人应该是迷路了。难道我能视而不见吗？不，我必须得帮帮他。"

于是，我对他说了一声"Hello（你好）!"，然后又说："您想去哪儿？我领您去。您想去那家饭店啊？但相比之下这家饭店更好，我更推荐，还是在这家吃吧。您用完餐之后，我猜您肯定会喜欢这家热饮店，还有这家古董店，您绝对中意。对了对了，您都已经来到这儿了，应该去尝尝这家店的奶油蛋糕。最后去那家酒吧喝上一杯，当作今天旅行的结尾，那就太完美了。我今天正好闲着，让我带您去我推荐的那家饭店吧。我把路线图给您画在纸上，之后我在酒吧等您，咱们一起喝一杯。"我居然一口气说完了这些话，简直太平易近人了。

神田桥医生说："**躁郁人在深层部位存放着一份对生命的温柔之心。这份温柔和情绪的密码，应该存放在与脱氧核糖核酸（DNA）相同的地方。**"

温柔的确是个非常优秀的品质，但非要做到上述这个程度，你说能不累吗？当然对方一定很高兴。无论是谁，在一个举目无亲的生疏之地，能够邂逅一个人如此温柔地向自己伸出援助之手，当然会非常感激。我曾经得到过一个印度人的帮助。当时我在印度，花光了身上所有的钱，束手无策的困境让我欲哭无泪。正好这个时候走过来一个印度人，他给了我一根香蕉和一支香烟，而且丝毫没有犹豫地把陌生的我带回了家，让我住在他家白吃白喝。

但是，作为一个躁郁人你千万要忍住，要时刻妙用"不与不了解的人说话"这个战术。当然了，如果对方先开口求助说："这个饭店怎么走？"那你想办法指引一下是应该的。躁郁人无论是逛街还是走在路上，心里经常想找一个人说说话。我警告你千万不要再这样做了。我建议你试试心里想着"会不会有人向我打招呼"而走走看。你一定能有意想不到的奇妙感受。为了防止自己的温柔在无意中显露出来，我劝你最好还是不要主动开口为妙！

上文说过，躁郁人会累，而这个累跟怒一样，会成为你陷入抑郁深渊的契机。

躁郁症是由情绪的波动引起的。怎样才能察觉到情绪的波动呢？从我的感受来说，躁狂状态下我的心率会加速，而抑郁状态下心率会趋缓，即可以通过心脏的跳动速度来分辨。

不过，我不是医生，我没法给你提供实证依据。但这并不重要，你可以试试看。自己动手实实在在地体验一下才是最佳良药。

我常用的方法是将注意力聚焦在自己的心脏并静静地等候一小会儿，以此来判断自己是否已经累了。具体怎么做？很简单，不用采取什么特殊的姿势，躺下便可。坐着不行吗？不行，坐着跟站立没什么区别。躺下来，呼一口气，试着让自己放松。躁郁人如果不有意识地去做，根本体验不到这种放松状态，所以大家一定要自己亲身体验如何放松。

大家都特别喜欢舒服的感觉，既然喜欢，只要你实实在在地体验到了放松的舒服感，就说明你已经学会了这个方法，但如果你感觉到了舒服便表示你已经累了。保持让你舒服的姿势继续静静地躺 30 分钟，可能有点难度，不过我劝你一定要坚持。

如果心脏做出自己已经到了极限，无法再继续忍受的判断，那么它会自动进入抑郁状态。抑郁是保护躁郁人身体的一个功能。痛苦到让你死去活来的抑郁，其实对身体来说是一个非常重要的休憩和充电的过程。

不过，重要归重要，抑郁的痛苦体验实在让人不舒服，所以这时，躁郁人会马上一跃而起，满脑子都是去哪儿逛一逛、遇见陌生人打个招呼、碰到一个正在为难的人伸手帮一帮，或者干脆去干一件了不起的事情等想法。然而往往在这个过程中，躁郁人极易因为容易受伤而被伤害，于是丧失了自信，开始认为自己是个微不足道的存在，没有任何价值，对未来充满了不安，在抑郁状态下一蹶不振。

这里我必须说明一下，以上说的仅仅是我的自身经历，没有任何医学理论依据。抑郁是一把双刃剑，虽然它是为了让身体休息才被激活发作的，但躁郁人却把抑郁的发作视为客观事实，甚至会一不小心引起一死了之的念头，所以我认为传授一些应付躁郁症的秘诀是非常有必要的。

躁郁人虽然容易受伤害，但又很容易把发生的一切转化为新的灵感。神田桥医生把这种现象描述为"柔软的心灵"。其实不只是心灵柔软，躁郁人的大脑也非常柔软，身体也柔软，人际关系也柔软，所有的一切都是柔软的，甚至柔软到怎么变形都可以。然而恰恰是这个柔软，既可以给躁郁人带来好的影响，也可以造成坏的影响。无意间听见一句毫不相干的话，躁郁人便立刻浮现出无限的新想法，继而乘势而上，大跨步地奔向躁狂。也有相反的情况，因为同样的一句话，躁郁人深感受伤害，臆测连绵，开始丧失自信，心情一落千丈，陷入抑郁。

　　非常有意思的一点是，躁郁人无论是奔向躁狂还是陷入抑郁，整个过程中不存在自我。现代社会中，在任何时候、任何场合，评价标准均来自他人，所以很多人因为"只关注别人怎么评价，而对自我评价毫无兴趣"而陷入烦恼。当然我不能指责和否定因为这个原因而陷入烦恼的人，但如果这个人是一位躁郁人，这个原因就变得复杂了。为什么？因为他是躁郁人。

　　当别人说一句"好棒啊"，瞬间以为自己真的好棒，然而他人说一句"你呀，这样可不太好"的时候，立马又觉得自己是个废物，开始抑郁。整个过程中，类似于"无论他人如何评价，我就是我"的思维方式自始至终都不存在于躁郁人的脑海中。这就是躁郁人。

　　不管怎么说，之所以会这样，原因只有一个，躁郁人是一种"缺失自他的边界，向六界敞开心扉，心灵几近失禁，到处帮助他人"的生物，所以有一些事躁郁人根本没必要较真和烦恼。举个例子，一个来历不明、粗制滥造的网页上赫然写着一句对你的评价：自我评价低。对此，你根本没必要较真和烦恼。

　　对躁郁人来说，最好的良药是一句"你好棒"的赞美，除此之外再也没有更好的药能带来更大的满足感了。这既不需要金钱，也不需要荣誉。不对，或许有人可能仅仅为了一句"你好棒"而正在拼命追求金钱和荣誉。总而言之，沉浸在"我是一个很厉害的人"这种自我陶醉之中是躁郁人登峰造极的幸福瞬间。

　　作为一个躁郁人，在生活中时刻自觉"我是一个什么样的人"很重要。只要理解自己的这些特征，即便有人对你说"真自恋""好自我陶醉"，你也不会再被伤害了，甚至还能回应对方，比如回答说："是吧，你们果然能感受到，这好像是我最大的特点。你看，虽然我全心全意地为他人着想，付出很多，但往往结果只换来一句'你好棒'。不管那么多了，只要对你们有点帮助我就满足了，是不是？不过万一我太过自我陶醉了，不能说不是个问题，拜托您一定要提醒我一下。"

　　如果没有别人，躁郁人就无法生存。对躁郁人来说，应付愤怒，难道除了忍耐就没有别的办法了吗？其实忍耐才是躁郁人最大的天敌。越忍越抑郁，不要去忍，除此之外干什么都行，只要你喜欢就去做吧。天真烂漫地活下去是最佳选项。这也不行，那也不行，到底怎么做才行？别急，看我慢慢介绍。

　　我再强调一遍，要先理解躁郁人的特征，并把它牢牢记住。然后准备一个预先设计好的万能答话模板，只要有人向你提问，就可以调用答话模板回答。每当有需要就重说一遍。只需重复说就好，所以你只需背好台词，最好背得滚瓜烂熟。如此一来，你愤怒生气的机会也会减少。这像不像武侠小说里的武林秘籍？请你赶紧设计并背诵好万能答话模板吧。

躁郁人邂逅他人的时候永远将自己置于一种毫无防备的暴露状态中。无论跟人聊天拉家常还是助人行善做好事，躁郁人都不设定任何限制和底线，所以极易被他人影响。但正是这种八面玲珑的人际关系，才能让躁郁人身心舒爽。

既然有了一颗柔软至极的心，就不要浪费它了，应该让它不断迸发灵感。为了不受伤，躁郁人需要习得可以随机应变、应付各种场景的语言技巧。只要你按照这个秘诀去做，你就没有机会生气了。更可喜的是，你被夸奖的概率也随之提升。不要嫌我啰唆，这里我再重复一遍，夸奖是躁郁人极其重要的营养素。

第三章

察觉到对方不善就请立即离开

神田桥医生的每一句话都鼓舞着我，让我心潮澎湃，想写的内容如潮涌般袭来，导致书稿的进度停滞不前。不过不必烦躁，还是让我按这个节奏慢慢推进吧。接下来继续一字一句地一起精读神田桥医生的文章。请看这一句。

"你是一个善于察言观色、谨慎行事惯了的和平主义者，所以无法长期忍受与他人的敌对关系。"

前文中我曾经提到过这句话，它准确指出了躁郁人的另一个特征。仔细观察你会发现，这句话指出的特征是"躁郁人没有自我"。当然我不是说"察言观色，谨慎行事"是缺点。

躁郁人看起来满不在乎、天真烂漫，实际却并非如此。他们对周围的观察甚至超乎常态，他们的视线永远盯着外面，试图观察所有一切。例如，开会时，一旦人聚集得多了，躁郁人就开始把每一个参会的人都仔细观察一遍。但唯独不会通过专心观察自己的内心感受来发现让自己安心的感官信息，反而把精力完全投入对外部环境的观察上。

是否有人感到困惑？是否有人感到无聊？是否有人感到尴尬？是否有人心烦意乱？躁郁人试图猜测每一位从现在开始

一起度过一段时间的人的情绪状态，用动漫《龙珠》里的话说就是"想用战力探测器扫个透彻"。一旦有人开始说话，便敏感地感受他的声色，观察那个人是心情愉快还是焦躁不安。当发现他心情愉快时，就不会引起任何问题，躁郁人对此人的观察也随之结束。

躁郁人如此执着于观察，其实目的很单纯，他们仅仅想确认周围是否有精神不佳的人，别无他意。相比自身，躁郁人更关注集体，尤其关心这个集体的凝聚度是否让人满意和快乐。一旦发现集体的凝聚度并不高，躁郁人便马上会显现出他的轻率和鲁莽，试图去调节气氛。躁郁人独处的时候绝对不会出现这种轻率和鲁莽，恰恰相反，他们独处的时候特别稳重，而且很安静。躁郁人的爽朗只在处于集体中时出现。

但话又说回来，就其本质而言，躁郁人完全谈不上爽朗。既然不是爽朗，那就是阴暗了吗？当然不是这个意思。我想表达的是他们内心世界的真正状态，其实他们内心空无一物，用"空空如也"来形容再合适不过了。这个形容可能会引起躁郁人的担忧，但请你记住，不管你喜欢与否，它都是躁郁人的特征。

我的内心空空如也，如果你也是躁郁人，那你的内心必然也空空如也，大家都一样。

我一个人的时候常常不知道自己该干点什么好，总是坐立不安。我做不到像别人那样慢慢享受一个人的时间。或许大家也遇到过这种情况，而且习惯于把它归因于自己的性格问题。但事实并非如此，其缘由很简单，即躁郁人的特征虽然非常明显，但至今从来没有人用语言把它准确地定义并表述出来，这正是我在这里用语言努力去描述躁郁人特征的原因。我要用语言将其表述出来，而且要让所有躁郁人都欣然接受，达到倒背如流的程度。

总而言之，躁郁确实很痛苦，而且无法与别人分担，而躁郁人又从骨子里讨厌一个人独处，但又必须独自度过空空如也的漫长时间，所以结果必然是痛苦。

读到这里，我想各位躁郁人都已经明白了吧。看看躁郁人的现状，几乎都是孤独一人度过抑郁，你不觉得这是一剂毒药吗？抑郁状态下，忍受一个完全始于自己而又结束于自己的时间，那只会感到痛苦，不可能有任何别的感受。

从人类生活方式的多样性来看，应该存在一种"独自一个人的时候并不感觉空虚，甚至渐渐涌出幸福感"的生活方式。对此我有很多想象，脑海中经常构思相关情景。比如我会想象有一个人独自在家，他把房间打扫得干干净净，顺便给园子里种的各种蔬菜施肥，之后一边织毛衣，一边下厨做菜。做好后，他把饭菜盛到精心选购的好看又精致的碗碟里，一个人坐下来美美地享受丰盛的一餐。有时候我还会想象大家都像《日子手记》①中登场的人物一样，每个人即使独自一人也能安

———————————

① 日本的生活杂志，介绍各种市井生活。——译者注

心地生活，并且生活得又充实又满意。与此相比，像我这种内心空空如也的人，作为一个人太失败了。不过这些想象，今天可以跟它说拜拜了。因为那些人和我们躁郁人不是同一个物种。

我的妻子就属于那种人。即使留她一个人在家，她也完全不会有苦闷的感受。她慢悠悠地绣着那进度慢得能急死人的刺绣，而且还进进出出地一个人顺手干完了所有家务活。既悠然自得又井然有序。当我说"真想变成你，即使一个人的时候也照样过得很充实"的时候，她马上对我说："快算了吧，你要是变成我，估计得无聊死。"原来大家都很清楚躁郁人是另类，躁郁人的人生中从来没有像她们那样安稳娴静过，哪怕只有一天。不过今天我们可以给它画上句号了。

为了获得家人们回来后的惊叹夸奖，为了在推特（Twitter）上晒照片炫耀，我经常打扫房间。我做饭也是出于同样理由，我经常边做边拍照，这样做着做着竟然成功出版了一本美食写真集。显然只有家人的夸奖是不够的，我想要更多人的欣赏和夸奖，为了这些我经常不遗余力地去努力。

坦白讲，我为这件事奉献了几乎所有的个人时间。虽然我梦想享受充实的独处生活已经很久了，但这么长时间里从来都没有实现，对此我曾经烦恼不已。当我发觉上述差异的时候着实大吃一惊，难以相信这只是体质不同导致的结果。

躁郁人不懂得怎样去充实独处的时间，但如果你独自一人的时候，大脑里想想某个人，再想一些能让他们高兴的事情，你会发现任何事情都有适合躁郁人的独特而可行的实现途径。

记住，只有自己动手实践才有真实的体验。躁郁人不适合独自一人看电影，但如果你决心独自一人看电影，就一定要写一篇长长的影评发给朋友或在社交网络上发表，这样结果就完全不同了。至于公开发表是为了自我炫耀还是因为决心要成为一个成功的电影评论人，这些都不重要，重要的是决心。只要下定了决心，想看电影就去看，不要再在意是独自一人还是与人结伴。而且"今天好想痛哭一场，去看一场让人号啕大哭的电影吧"，这种仅满足自己需求的做法无法吸引你了。与此同时，你越来越擅长点评电影的亮点了，甚至直接给电影的执行导演、演技出众的演员写邮件表示谢意，解释有哪些细节感动了自己。

无论是多么微不足道的事情，只要展示给他人，获得他人的响应就好。他人的响应是优质营养素，除此之外，没有更优质的营养素了。躁郁人对自我满足不感兴趣。既然不感兴趣，就不要跟风把它视作生活的精髓，更不要枉费力气去苦苦寻求了，不然你的人生必然被扭曲。只要你放弃对自我满足的追求，切换到以追求他人的响应为常态的人生，你会发现你不再有烦恼了，变得悠然自得了。而且他人的响应越积极，你的人生越美好。如此一来，你当然没必要再往医院跑了。

为什么躁郁症会反复发作？因为你对自以为理所当然的

人生形态过度执着。答案就是如此简单。所以放弃吧，我劝你反着去做——清晰地勾勒出躁郁人的特征，并且用自己的语言表述出来，再将它牢牢地记在大脑里，达到随时能背诵出来的程度。躁郁人的脑海中经常翻江倒海，所以即使现在能倒背如流以后也很容易遗忘。万一遗忘了，就要迅速重新捡起来，再温习一遍，背诵一次。只要你熟悉到可以随时将其转化为自己的行为并向他人展示时，躁郁症便不会再发作了，更不用整天提心吊胆地担忧躁郁症是不是病了。一旦熟知情绪的波动，你便可以轻松应对躁郁症了。

对于如何实现将躁郁人的自杀率降为零，我绞尽脑汁地思考过很多方法，也一直在努力。其中一个想法便是用"躁郁人的特征"这个短语将"躁郁症"这个叫法取而代之。不得不说这是一件全盘否定现代医学成就的重大行动。毋庸置疑，有想干这种伟大事业的念头也是躁郁人的特征造成的。太伟大、太颠覆、太振奋人心了。因此，我在写这段内容的时候，时针刚刚指向 5 点，我拒绝了睡回笼觉的诱惑，一直埋头写文稿。

孤零零的一个人在书房里寂寞地写稿。如果仅仅依靠想充实个人时间的期望肯定无法起早，更无法一直创作，因为身边没有别人。但涌出的那么一点点预感，便是可以拯救众多生命的伟大事业，这种情况就完全不同了。就这样，沉浸在这些想法中不是为了我自己，而是为了别人，为了更多的躁郁人谋幸福，所以才自觉并自律地完成了每一个细小环节。这是躁郁人最舒适的生活方式，就像是毛遂自荐出演了《奥特曼》一样，充满了荣誉感，更何况这是躁郁人理应到达的最高境界。

神田桥医生又说："**特别是丧失自我的个性或长处的时候，需要格外注意。**"

抑郁状态下，人必然会陷入一种自感一无是处的绝望，万一独自忍受抑郁的这个人是以向他人展示自我来博取喜悦为特性的躁郁人，那么后果更加不堪设想。所以接下来我想探讨一下如何度过抑郁状态。不过内容还是顺着神田桥医生的文章来写。如果你现在正在抑郁的旋涡中，急不可待地想知道秘诀而没有耐心按顺序看的话，请直接跳到本书的第七章。

我们先看看如何避免抑郁发作。躁郁大学常设一对一的同步服务，你完全可以把心放到肚子里。你是否觉得有些奇怪？感觉好像推销电话？不过我的"生命热线"毕竟是免费的，该打的时候你必须打，这总比死了强得多。

"因为是和平主义者，所以无法忍受长期的敌对关系。"

无论躁郁人是察言观色还是谨慎行事，只是为了与人和平相处，不是为了不引人注目，也不是为了避免产生不满。总之，和平压倒一切。只要大家笑眯眯的显得很快乐，躁郁人也会笑眯眯地快乐起来。

躁郁人最不擅长处理大家绷着脸沉默的场合。一旦遇到这种情况，他们会马上开始胡乱寻找话题，或者大叫一声企图让大家吃惊。他们心里不是没想把握好火候，但他们永远把握不住火候，而且一旦发现自己无法改变眼前的状况则会迅速陷入沉默。

察言观色、把握火候经常被误解为是不怀好意的行为。这是非躁郁人的专属理解，因为他们中的大多数人既不擅长察言观色，也往往把握不住火候。但躁郁人不一样，他们非常擅长察言观色，一心专注于察言观色，因此往往对世间万物千变万化的本质视而不见。

之前说过躁郁人是柔软至极的人。不管周围的气氛多么恶劣，他们总认为可以改变自己来应对，企图靠自己来渡过眼前的难关。但你想想，改变自己该感到多不舒服啊。如果这样继续下去，你的情绪会每况愈下，必然向着不好的方向发展。

当躁郁人发现气氛已经恶劣到超出了他的预想时，便开始沉默。他开始默默地、一门心思地想要读懂在场的每一个人。万一解读不成功则会陷入混乱，他的情绪会朝着不好的方向迅速恶化。结果很可能是其他人依旧有说有笑，其乐融融，唯独躁郁人一个人在角落里沉默。

事情一旦发展到这个地步，就很容易触发躁郁人"以自己为中心"的特质，他们的心中开始充满了不舒服的感觉。除非是躁郁人自己成为话题的中心，不然他们无法假装泰然处之。这可能对非躁郁人有些不公平，但这就是事实。比如大家欢聚一堂，有说有笑的时候，有人开小差与他人窃窃私语，这种场合下往往会引发躁郁人的极度不满。

　　这是不是缺乏教养、以自我为中心的性格导致的结果？当然不是，与这些没有任何因果关系，也不是父母的责任。原因归根结底只有一句话——是躁郁人的特质使然。如果你不知道这是躁郁人的特质，那么必然会误判自己是一个不善言辞、性格孤僻的人，因此导致你的人际关系一塌糊涂。接二连三的误判推波助澜地把情况推向更加糟糕的方向。如果你和大家坦白说"我想成为话题中心"会怎么样呢？大家会不会嘲笑你太自私、太以自我为中心？你胡思乱想，心中愈发恐慌，更加不敢说出自己的想法。于是只能沉默。

　　接下来剧情开始反转。为了打破僵局，反败为胜，躁郁人试图利用愤怒成为话题中心。然而刨根究底地说，躁郁人是一个彻底的和平主义者。即使是正义的事情，躁郁人也做不到用愤怒表达自己的抗议。然而很多躁郁人却误以为自己对此很擅长。大家需要明白一点，即使你做到了，也不是因为你擅长，而仅仅是因为你以自我为中心的特质无意中流露了出来而已。

　　躁郁人的特点是每时每刻都在寻找成为话题中心的机会，而且仅仅是为了成为话题中心，借此机会证明自己的存在，至于话题内容他并不关心。例如，无论在一个好的政治环境还是不好的政治环境，有一点是相同并且很重要的——如果人们主张的内容是错误的，那么主张这个错误内容的行为也同样是错误的。忍气吞声、委曲求全即属于此类错误行为，所以在日本，大家义无反顾地通过示威游行、网络抗议向政客们表达愤怒。示威抗议确实有重要意义，但它再怎么重要也只是非躁郁人该操心的事情。如此浅显易懂的道理，躁郁人却对此不屑一顾，往往试图参与其中。

躁郁人的特质只有嵌入非躁郁人的一般行为里才能存活（躁郁人只能通过这样做才能让其在夹缝中艰难生存的基因得以存续），因此从表面上看，躁郁人试图参与是很合理也很正常的。然而事实是，躁郁人越愤怒则会越抑郁，抑郁的强度和愤怒的程度永远是那么完美的一致。总而言之，抑郁的诱因往往是躁郁人想成为话题的中心。真叫人唏嘘不已！

即便在熙熙攘攘的大众空间里，躁郁人依然会感到压力和孤寂——这是检查自我健康状态最简单有效的指标。一旦出现这种情况，躁郁人马上预感到抑郁在靠近自己，忙不迭地做出豁出去一拼的决定，于是做出如前所述的行为。可惜这种行为从未有过任何效果。

那么怎样才能有效果呢？其实超级简单。

"发现自己无法进入话题中心后则立即离开。明知没有登台的机会，千万不要说些无关紧要的话来应付。"

仅仅为了这个简单明了的结论，我却洋洋洒洒地写了这么多。

还是拿我的例子来讲吧。我有一个一直坚持践行的原则，即当我参加宴会时，即便宴会很热闹，只要我感到不是很舒服

（即我无法进入话题中心），我就会马上站起来向大家解释一句"我已经很满足了，我要回去了"，之后便离开那里。这个办法可以称得上是躁郁人的"速效救心丸"。

接下来我们看看神田桥医生的下一个精彩论点吧。

"躁郁人不适合人数众多的聚会。"

聚会有两三个人足矣，最理想的形式是一对一，这样让你更舒服。虽然躁郁人的特质是喜欢吸引更多的视线，但其中的"更多"是聚焦一个点的意思。如果躁郁人自己是这个"点"，人数再多也无所谓。也许非躁郁人认为躁郁人过于自恋，但那也没办法，这就是躁郁人的特质。正因如此，平日里我宁可频繁地一对一聚会，也从来不参加人数众多的聚会。

我还发明了一个方法，即向外宣传"我是一个晚上九点必须睡觉的人"。如此一来，自然没有人邀请我参加晚上的酒席了。晚上九点必须入睡这个习惯可以"一箭双雕"。大家还记得我在前文中提过躁郁人的最大天敌是睡眠不足这件事吗？即使躁郁人不得已参加了晚宴，亦可以九点准时回家。因为大家都知道我是一个晚上九点必须睡觉的人。

如果晚宴让你高兴得乐不思蜀，而且你成功地成为话题中心，那么你也可以适当推迟回家的时间。我和大家一样也有受人瞩目的欲望，所以时不时会接一些能在众人面前露露脸的活儿，或演唱歌曲或表演脱口秀的工作。表演节目的时候我就是舞台的中心，无须与他人聊天，随心所欲地该唱唱、该演演，表演结束后直接回家。我从来不举行庆功宴，只要能站到舞台上我就满足了。既然已经满足了，那么完成工作后即可轻松愉快地回家，早早上床睡觉。

感到不爽、没意思时，你也可以立即转身离开。请大家从立即转身离开开始，慢慢练习吧。同时还要好好感受一下这样做的爽快。躁郁人只要体验到爽，想法就必然开始向着令自己舒服的方向变化了。所以只需认真体会，躁郁人便能发现最适合自己的方法。比如，现在很流行的一句话说"以自我为中心的人都不是好人"。如果你不假思索地按照这个标准来改变自己，那么你会越活越趋于察言观色，行为也越来越谨慎。如此一来，躁郁人又敏感地发现那些流行的说法指的正是自己，开始忙不迭地对号入座，谨慎到不敢做出任何动作。我如此苛刻地指出躁郁人的问题并不是为了鼓动你大胆一些，也不是为了挑唆你到众人面前抛头露面。恰恰相反，我想让你鼓起勇气，磨炼转身离开让自己感到不快的场合的意志力。

你只需坚持转身离开，成为话题中心的场合便会渐渐地浮出水面。因为你敢于撤离了，所以你看得更加透彻。至此你只要确认这是属于你的舞台，你就可以在上面尽情地唱和跳，尽情地说，把快乐带给大家，你的幽默和才华必然会受到大家的喜爱。

第四章

吐槽毫无意义的努力的技巧

"'以和为贵'是躁郁人的本质，他们更容易强迫自己去忍。强忍导致自己郁闷是不可取的，这样的环境与你毫无契合度。躁郁人的特质里本没有'忍'字。"

躁郁人特别奔放，而这种奔放有个独一无二的优质基础——躁郁人天生的柔软性，再由他们秉持的和平主义加持，于是他们练就了一个大本领——轻松改变自己的形态，自由地变来变去。

躁郁人常常会在无意识中变来变去，从来没有意识到自己在变形。正因如此，躁郁人无法认识到自己到底是一个奔放的人还是一个随和的人，或者是一个想说又不敢说的人，他们甚至认为自己是彻底失去了自我主张的透明物，所谓的奔放只是表演给别人看的。但躁郁人一旦开始如此专注地关注自己的内心，就意味着抑郁信号已经开始频闪了。为何我如此确定地说抑郁就要来了？因为躁狂状态中躁郁人绝不会审视自己。

躁狂时的躁郁人从不在乎"我是什么"。他们毫不动摇地坚持一个信念——我就是我，我是天下独一无二的存在。更不会一个人默默忧伤或孤独地思考人生哲理。那么躁狂时他们会想什么呢？很可能是这样的内容——"今天去这家书店，买一本书，再到那家店买点其他东西。之后马上开始研究我感兴趣已久的那件事，所以还得去一趟图书馆，查阅相关文献资料。对了，还得把泳衣带上，顺便在附近的泳池游游泳。是啊，应该再带上烧烤工具，中午就地来一顿说烤就烤的烧烤也许很不错。既然要烧烤，那得喊上几个朋友才有意思。喊谁好呢？就某某和某某吧。对，事不宜迟，马上打电话"。

看到了吧，这时的躁郁人根本不存在任何指向自我的视角，更不会反思自己，反省、改进更是与自己无关。我也是被别人指出时才发现了这一点。

躁郁人抑郁时则相反，会嘟嘟囔囔地反复唠叨"这方面是我的短板，我很小的时候已经清楚地知道了自己的这个缺点。而且我很早以前就知道自己抑郁了。我表面上装作一副轻松愉快的样子，但内心却一直痛苦不堪。我怀疑这可能与父母有关。对，肯定是父母的过错"。

等到我的抑郁散去，妻子问我："你刚才说你从小到现在一直很痛苦，现在是否也感觉痛苦呢？"我急忙回答说："什么痛苦？没有的事。我从小开始画漫画，自己动手做玩具，还在自己的房间里建过自己的专属小房子。你看，我现在的工作其实源自我的童年时代，我感谢我的童年。父母的过错？不可能。他们是他们，我是我，为什么是他们的过错？完全搞错了吧，我的父亲培养了我的音乐爱好，我对艺术的兴趣是我母亲的功劳。那时候家里摆着芹泽圭介①设计的挂历、柳宗悦②修复的北海道民艺家具等。我家虽然算不上很富裕，但是生活用品、餐具、衣服等，全都非常有品位。是啊，正因为这样，才培育了我的感性特质。对此，我只有感谢。"这种反转充满了颠覆性。

顺便说一句，躁郁人经常把"这是父母的错"挂在嘴边，这与是否抑郁无关。我发现自己也经常这样，甚至有好几次当着父母的面直接说了出来，这堪称是躁郁人的看家本领。但即使我们向父母发泄，又能解决什么问题呢？其实什么问题也解决不了，只会让父母伤心，自己的愤懑也爆发了。所以，我劝你还是马上刹住吧。何况父母根本没有任何错。为什么这么说呢？因为一旦躁郁人的情绪恢复正常，则马上变成另一个截然不同的样子，他们会殷勤地对父母说："幸亏我没去死！活着真的太好了，能来到这个世界真是棒极了，感谢你们养育了我！"

一旦冒出"父亲（母亲）……"这种句型，说明你已经开始抑郁了。这种句式除了预示抑郁，没有任何其他的意义。

当然，躁郁人是在不断成长的。如果有非躁郁人说"我

---

① 著名染色大师、版画家、艺术家和收藏家。——译者注
② 思想家、美术评论家、宗教哲学家、民间艺术运动倡导者，著作有《杂器之美》《日本民艺》等。——译者注

想成为一个躁郁人"，那是不行的，根本不可能实现。因为躁郁体质是天生的。既然生为躁郁人，那么只有努力去正确理解躁郁人的各种特质，习得并熟练使用各种技巧，让自己不断地成长发展。

但是，你仔细观察一下便会发现，到目前为止，"躁郁人"这个分类从未得到公众的认可，公众反而把躁郁人视为必须治疗的对象。躁郁人总以为能大致过上像非躁郁人那样的生活便万事大吉了，但这种认识既荒唐又谬误，完全搞错了。即使身为躁郁人，如果坚持学习专属躁郁领域的知识，依然可以构筑躁郁人独有的幸福生活。如此简单地切换了一下视角，你是否感觉焕然一新，心情舒爽？

躁郁人的营养来自快乐和愉悦，只要心情舒畅，他们的身体也轻松了。或许其他人将其视为糟糠，并嗤之以鼻。但记住，你没必要去理会他们，心情舒畅才是我们的最佳营养素。我们要享受，因为享受本身是一种学习。这太神奇了，居然还有这么幸福的事。

或许你已经听到非躁郁人在叫喊了，他们在说："不许偷懒享乐，集中精神去努力吧！"他们喜欢，就让他们喊吧，你无视就可以了。千万不要让这些话激怒你，更没必要逼着自己回敬他们说："你凭什么对我说这些？你根本不理解我！"万一你回话了，说明你已经狂奔在通向抑郁的高速公路上了。所以应该怎么办？你应该不失风雅地回一声"知道了"，然后迅速离开他的视野范围，继续享受你的快乐。千万不要把那些话当真，不要逼自己集中精力去努力。

向着成功率极低的目标努力，通过九死一生的奋斗夺取胜利，躁郁人做不到如此艰辛地努力，所以最明智的选择是发现成功率太低就迅速放弃，另寻合适的目标，寻找一个能让自己心情舒畅的场所。能做到这个程度就算是完美了，至于躁郁人的教育，就让我们躁郁人自己来承担。完全没必要为此跟非躁郁人生气。既然我们是完全不同的人类，那么干脆把他们当作别的物种好了。你这样想，但千万不能跟人家说"你们是另类"这种话。需要你做的无非是表面要笑眯眯的，心中要无视，然后做你想做的事，直至厌烦为止。

而躁郁人的厌烦与非躁郁人的厌烦有天壤之别。刻不容缓是躁郁人的做事风格，我们想到什么便不假思索地立即行动，而且我们固守己见，从不向他人请教，虽然有些风风火火，但仅凭自己的想法我们也完成了所有事。然后我们会感叹"太有趣了，太爽了"。然而到了第二天，躁郁人早已厌烦了。在非躁郁人的世界里，这种人绝对是不可信任，不可聘用的。但实际上，敢于承认厌烦是躁郁人的一项技能，"厌烦"可以说是上天对躁郁人的恩赐。

很多人都说，做事不能虎头蛇尾，要有始有终，然而这种思维方式对躁郁人来说却有百害而无一利。对躁郁人来说，不想做的事坚决不做，这可能颠覆了你所接受的教育。你是否觉得怪诞？我觉得你应该不会这么想，因为作为一个躁郁人，当你读到这里的时候应该感到很舒爽。你看，又让我猜中了吧？你用不着那么诧异，因为我说这些都是想让你舒爽。

你是否已经开始担心不认真工作、吊儿郎当地过日子不行？你应该向你的担忧说一声对不起，"认真完成工作"对躁郁人徒劳无益。何止徒劳无益，这简直是躁郁人的抑郁催化剂。

神田桥医生讲过这个问题：**"最好不要去试着做不符合自己资质天赋的努力。所有'好好地''认真地'都将让你不舒服，所以千万别去试探。"**

这句话已经让你心情舒爽了吧？踏破铁鞋无觅处，得来全不费功夫。我苦苦寻找了多年的方法就这样映入了我的眼帘，我感动极了。那个感觉像深山里清澈而透亮的泉水沁润了我的身体一样让我清爽舒适。

躁郁人在什么情况下会出现"认真地、好好地工作"的念头？这种念头一般会在工作无法继续下去的时候闪现，即他们感到厌烦了——已经满足了。只要你试过一回，就能知道是怎么一回事了，你的身体和心灵也体验到了爽快。

你的大脑是否已经被"作为一个人、一个有威严的成年人，怎么能仅仅因为厌烦、不想干而半途而废呢？"等责备填满了？别装了，别拿"作为一个人"当理由。理由只有一个，即"作为一个非躁郁人"，所以你才会想到这些责备的话。躁郁人如果真的像上述那样生活，那么他的人生将味同嚼蜡，所以我劝你立即停止这样的活法。

所谓非躁郁人的人之常情，正是躁郁人的匪夷所思，所以，他们发生冲突便成了家常便饭。即使他们是一家人也不例外，该冲突的时候还是会冲突。因为谁也不能保证躁郁人的家人必然也是躁郁人。

正因如此，躁郁人尝尽了孤独的滋味。首先，父母不是躁郁人的概率很大，即使父母都是躁郁人，他们也未必接受过针对躁郁人的教育，相反被当作非躁郁人来教育的可能性更高。如果是这样，那么他们很可能也被别人训斥过，要求他们认真工作，他们曾经也想过要认真工作。可惜他们是躁郁人，不可能做到认真工作，这种经历让他们更加迫切地希望自己的孩子能够做到认真工作，结果却南辕北辙，越走越远。

即使现在，绝大多数躁郁人的处境依然孤独，严峻到不得不马上找到解决方法。所以我设立了生命热线，其实生命热线还有一个隐形功能，那就是充当了躁郁人的避难所。

相关研究表明，每 100 个人里只有 1 个是躁郁人，所以你的周围没有躁郁人也不足为奇，但实际上这个比例已经达到了你稍微注意一下便可以碰到一个躁郁人的程度了。从这个意义上讲，躁郁人也说不上是绝对孤独的。不管怎样，大家最好避开周围的非躁郁人，尽可能不要与其发生冲突，尤其还要避免与接受了非躁郁人教育的躁郁人发生冲突。由此可见，躁郁人不做不符合自己特质的努力非常重要。但如果想实现这一点，就需要做一些基础性工作，即为自己构筑一个不需要为不符合自己特质而努力的良好环境。

但这并不是说只要躁郁人提高了自身技巧，便可以安稳地过上躁郁人独有的不平静的生活的意思。千万不要忘了，躁郁人毕竟只占少数，对一个少数者来说，创造一个有利于提高自身技巧的环境，开发一个有利于培育自身技巧的土壤，实在是太重要了。不得不说，这是摆脱烦躁和无聊的最佳路径。俗话说得好，"欲速则不达"，这只是非躁郁人的人生教条。而躁郁人跟他们完全不一样，躁郁人要"欲速则另辟捷径"。

躁郁人虽然不善于用语言文字表达自己的内心世界，但对内心世界的感受却特别敏感。说得更贴切一点，语言对躁郁人来说不只是语言，还是一种感觉，这么说一点都不夸张。躁郁人虽然不会用语言描述自己当下的内心感受，但他们能时刻监视和感知到内心是舒畅还是无聊。记住了，这是躁郁人的躁郁指南针。所以，不要再为"不知怎么说才好"而烦恼了。相反，你需要温柔地关心自己，轻轻地问自己一句："你现在心情舒畅吗？有没有感觉不舒服？"

神田桥医生这样说道："**感性和感觉均太过敏感，所以他们只能在喜欢和讨厌的夹缝中生存。**"

太厉害了，这句话一下击中了我们躁郁人的要害。的确如他所说，除此之外不会再有任何更具说服力的分析了。心情舒畅还是感到不舒服，一切全凭躁郁人的感觉。

　　所有的结果必有造成它的原因，非躁郁人惯用这种数学公式一样的思维方式。躁郁人的思维方式则与他们的不同，没有所谓的公式。如果非要找出原因，那么只有一个——这样做心情舒畅。常有非躁郁人记者问我："你开始做这件事的契机是什么？"每次都问得我哑口无言。如果我回答说："有什么契机呢？其实没什么契机，忽然有了想法就开始做了。"其实这种回答是无效的，因为非躁郁人无法理解，他们坚信一定有理由。

　　躁郁人过于纠结自己的回答会感到疲劳，所以干脆设想好一个不太离谱的答案，随时拿出来应付就可以了。因为所谓的理由是专属非躁郁人的特权。既然躁郁人是生活在双重压力下的少数人，所以只要随便编一个非躁郁人觉得还能说得通的理由即可。至于他们怎么理解，我们没必要纠结。

　　读到这里，请你问问自己："心情舒畅吗？有没有感到不舒服？"

　　躁郁人的语言可以明确表达出感受。如果这件事让你感到心情舒畅，那就坚持下去；如果感到不舒服，那就拿出躁郁人的本领——立即"变形"。总之，躁郁人不可以忍。假如我们生活的世界是一个只有躁郁人的世界，那么"忍"这个字很可能没有机会存在。大家肯定经历过用语言无法描述某些事物的烦恼。现在你可以不用再烦恼了，没必要僵持下去。感觉才是我们躁郁人的语言，虽然无法用语言来描述，但能让我们迅速感受一切。如果你领悟到了这个奥秘，那么心情必然会豁然开朗，惊叹"山重水复疑无路，柳暗花明又一村"。

这一切证明了构筑不让躁郁人感到不舒服的环境的重要性。但你别忘了，环境是有地基才可以构筑的。地基就是土地。当然这里说的土地不是泥土，而是用无数的不理解堆起来的土地。在这片土地上，即使你躁狂得再登峰造极也发挥不出躁郁人的特质。

关于这一点，躁郁人亟需他人的理解，但怎么做才能获得理解呢？那就是倾诉。将自己的感觉、自己想做的事情，还有已经厌烦的事情，包括不想做的事情全部倾诉出来。

还是用我的案例来介绍如何倾诉吧。我在家里写作，在工作坊绘画。工作坊离家稍微有点距离，一般吃过午饭之后，我会到工作坊画3小时左右的画。这样安排的主要目的是想和我的家人错开活动时间。为了让你更明白，我从睡眠开始说起。我晚上9点睡觉，这一点前文已经说过了。我晚上9点入睡的目的除了委婉拒绝那些徒劳无益的晚宴，还为了能在第二天凌晨4点起床。因为凌晨4点别人都还没起床，所以我可以工作得更加随心所欲。你正在阅读的这一段，便是我在早晨8点27分写的。至此，我已经享受了4小时的个人专属时间。一般来说，早晨的这个时间段每个家庭都会忙成一团，要是我等到早上8点再起床，那么我无法完成如此大的工作量。但是凌晨4点起床就不一样了，我可以干很多事情。

　　我的家人，除我以外都有晚睡的习惯。尤其我的妻子是一个"夜猫子"，所以不知不觉大家都跟随了她的节奏，我也一样。以前我总觉得既然是一家人，就该朝夕相处，睡觉和起床的时间要同步，所以我努力去跟随大家的节奏。结果，我无法按自己的习惯自由支配时间了，时不时会焦躁上火。怎么办呢？犹豫了很久，我终于鼓起勇气跟妻子商量："我想试试按自己的节奏生活，晚上9点一个人在书房钻进被窝入睡。这样做我可能更舒服一点。"

　　这就是倾诉，即把自己的感觉毫不修饰地转化成语言，而且倾诉的时候没必要找理由。既然是倾诉，就要使用真心话，不需要掺杂杂质，只需将自己的感觉原原本本地传达给对方就好。用简单的一句话，告诉对方你是心情舒畅还是感到不舒服，告诉对方不同的做法会产生不同的结果。当然你不能提出让家人必须和你一样在晚上9点就寝这样过分的要求。总而言之，倾诉的要点是"不要试图去改变别人"。

　　即使你试图改变别人，别人也不一定会变。而且躁郁人一旦产生强行推进其想法的念头，必然会引起愤怒。你千万要记住"只有自己能改变自己"这句话。躁郁人生性柔软，轻而易举便能改变自己，但非躁郁人却很难实现。明知不可能还要枉费力气，结果必然是自己感到不舒服。所以可能性是躁郁人行动的必要前提，需要缜密评估。

　　我的梦想生活如此简单地便实现了。我一个人裹着棉被，远离了家庭的热闹，晚上一到 9 点便乖乖睡觉。虽然讲出来有点难为情，不过这就是我梦想的生活。但倾诉这点事，我却用了很大力气，我很惭愧。倾诉用得着这么大力气吗？当然，躁郁人最拿手的就是顾虑，顾虑不允许他们在团体中随心所欲地行动。我再强调一遍，突破顾虑是要点。

不说明情况，默不作声地到了晚上 9 点便准时溜去睡觉，这可能会引发你无谓的担忧。担忧大家会不会寂寞，担忧自己一个人去睡觉了家人会不会以为我不想跟她们在一起，各种臆测的担忧开始满脑乱飞。这是一种不作任何说明，想做什么就做什么的任性，其实这种行为本身也许不会让你不舒服，但与此有关的人和人际关系必然会让你不舒服。所以，倾诉很重要，是一个威力超强的大招。

只要你倾诉了，对方便会理解你只是为了让自己舒服一点。通过积累这样的实践经验，向身边的人不断传递这样一个信息——所谓的躁郁人，只要按照自己的、不让自己不舒服的节奏生活，同样可以过上心情舒畅的快乐人生。通过这样的实践，渐渐地建设一个可以让自己轻松倾诉的环境。

这一章也该进入尾声了。早上 9 点左右，我的家人们开始陆陆续续地起床，这时候我朗声说："今天我来准备早饭！"

我的女儿小蓝和我一样是只"百灵鸟①"。虽然起的时间

---

① 　形容起得早。——译者注

比我晚一点，但也是早起的类型。她一有动静，我就能马上察觉到她起床了。然后开始惦记她的事。你不用担心，这不是什么坏事。躁郁人的工作节奏有一个不变的规律，即无论躁郁人做什么事，一旦他聚精会神、屏气凝神，就说明工作将无法继续下去了。非躁郁人可能理解不了这一点，但躁郁人一心多用的时候正是效率最高的时候。平时把好几件工作放在一起同时进行，躁郁人会感觉轻松很多。所以，我经常突然想给大家做饭，于是马上动手开始做。不过今天我不想做饭了，想写得更多一点。于是，我走出书房来到小蓝的房间，说道："我知道现在已经是准备早餐的时间了，不过今天我想多写一会儿，你自己把饭热上，顺便做个煎鸡蛋吃，好吗？"孩子回答说"好的"。你看，倾诉完了我也能安心地回书房继续写自己的文章了。

就像这样，躁郁人要随时询问自己怎么做能心情舒畅，怎么做会感到不舒服。无论是决定一个行动，还是有什么挂念的事，都要问一遍自己。问完了便可以按照自己舒服的方式改变自己，同时还要及时向身边的人倾诉。不管你们嫌弃不嫌弃，我再啰唆一遍：倾诉益处多多！只要你细心地回应自己，倾诉便可以发挥出惊人的效果。你一定要试一试。

郑重地倾诉，必将成为非躁郁人理解躁郁人的契机，让非躁郁人理解不可思议的躁郁人独有的特质。倾诉得越多，非躁郁人的理解也越丰富，最终他们会放弃用所谓的人之常情来试图理解我们躁郁人的妄想。这叫合情合理，各取所需。不然一旦躁郁人发作了，躁郁人自己当然是痛苦的，但周围的人也难逃一劫，必然会跟着痛苦。

　　无论是躁郁人还是非躁郁人，都一样向往快乐生活。如果有差异，也只是他们对快乐的定义和感觉不同，所以加深相互理解很重要。但不能因此开始主张躁郁人要改变非躁郁人，正确方法是躁郁人要朝着快乐舒服的方向改变自己，而且还要积极向身边的人倾诉。希望大家把倾诉大招用得淋漓尽致。

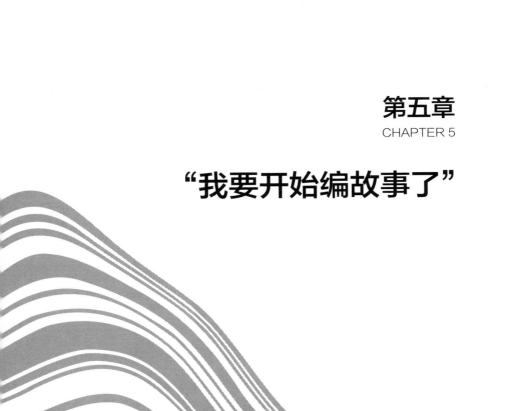

第五章
CHAPTER 5

"我要开始编故事了"

"一般来讲，躁郁人情绪时好时坏的情况，应该是从高中时代开始出现的。"

的确如此。还是看看我的案例吧。我忍了很长一段时间，最后实在坚持不住了才意识到应该去精神科检查。到医院一查，便诊断出躁郁症了。这是 2009 年，我 31 岁时的事。但实际上，我情绪时好时坏的情况已经延续很长一段时间了。

我还记得上小学时，我的情绪已经波动得很激烈了。即便如此，直到高中为止，我也从来没有旷过课，更没有把自己关在家里过。当躁狂发作时，我会时不时地做出一些出格的事情，但这些出格的事我觉得还挺可爱的。

我在中学的时候情绪就已经有时好时坏的状况了，我很奇怪为什么那个时候我没有崩溃。因为我很清楚我的情绪波动其实没有发生过实质性的变化。从我的体验来说，我小时候既有兴趣爱好很丰富，在人群里打打闹闹玩得很快乐的一面，也有一个人躲在角落里寂寞难耐，盯着有说有笑的众人悲上心头的一面。

每当我抑郁发作的时候，这些记忆都会戴上悲伤的面具出现。相比事件本身，躁郁人更关注事件发生时的感受。前文中我说过多次，躁郁人全凭感觉在生存，而且感觉是他们的语言。除感觉之外，他们至多能记住一些当时的氛围。

当他们讲述记忆的时候，表面上讲的是关于这件事的记忆，实际上仅仅表达出了大概内容。这些记忆我虽然不能断言是完全虚构的，但事实上这些都是躁郁人从他们相当模糊的记忆中强行摘取内容，然后又自行组合在一起形成的。你们回忆一下在自己躁狂最激烈阶段时的记忆，不觉得很像小说里的虚构世界吗？所以我在此下结论：躁郁人的记忆不是虚构的，而是被创造的。

当然，用这种创造性的记忆来做一些创造性工作或许可以发挥它最大的功效。不对，应该说除此之外别无用途。为什么这么说呢？因为这是躁郁人虚构的记忆，抱歉，我又说错了，是创造的记忆。躁郁人往往会模糊记忆的边界，浴火重生，演变为完全不同的新形态的自己。每当这个时候，非躁郁人会惊叹说"又来了，真是夸张"或"那只是你的臆想"。

丰富多彩、与众不同的记忆就这样被非躁郁人否定了。这时候你千万不能生气，不能发脾气，你也没必要悲伤，更没必要憋红了脸与非躁郁人辩论它的真实性。

严格来说，躁郁人的记忆从来都不是基于事实的准确记忆。当然，这是依据非躁郁人信仰和崇尚的、奉为珍宝的所谓的"事实"来说的。我们必须时刻提醒自己，我们生活在一个非躁郁人占据绝大多数的世界里。

我们躁郁人与非躁郁人有很多不同。记忆不同，过去不同，未来也不同，我们每时每刻都在"变形"，都在成长。所以当需要向非躁郁人讲述自己的记忆时，我们只要利用那句电影和电视剧开篇经常用的警示句——"本故事纯属虚构，如有雷同，纯属巧合"，权当虚构的故事来讲述就可以了。

在我们躁郁人的世界里，过去和未来混沌不分，梦和现实也同样混沌不分。然而正是这种严肃而精确地区分过去和未来、梦和现实才是非躁郁人实现凝聚和团结的基石，所以他们绝不允许将虚构和现实混为一谈。我们必须时刻告诉自己我们是少数人。

变幻莫测、随时翻江倒海的躁郁人，即使做出极大的让步，在梦和现实之间划出一条鲜明的分界线，非躁郁人也未必会接纳你，最终你只会让自己感到不舒服。躁郁人坚决不做让自己感到不舒服的事，我们要将这种精神坚持到最后。

在这里，我们先假设没有非躁郁人读过这篇文章。接下来我要开始虚构了。其实非躁郁人也愣头愣脑的，他们觉察不到现实在梦里出现了这个简单的道理，所以我们躁郁人在必要时还是适当地让让步吧。我们躁郁人是柔软的，能变则变，没必要纠结所谓的自尊心。

躁郁人可以犯错误，但主张躁郁人的权益这种错绝对不能犯。要知道有太多的躁郁人犯了这个错误而遭遇了失败。如果有躁郁人不想再受到被占据多数的非躁郁人包围的痛苦，下定决心混入非躁郁人群里假装一个病人混一辈子，那么你得注意了，我在此郑重提醒你还是放弃这种念头吧。因为你并不孤独，不是只有你是躁郁人。你必须明白，我们这种特质从很早以前就已经有了，或许更早一些，很可能人类还不是人类的时候就已经有这种特质了。我们的先人们生生不息，代代相传。这是一部多么悠久的历史啊，让我们尽情地享受吧。

你没有什么可担心的。你应该知道，作为一个躁郁人，你的记忆无法替代所有躁郁人的记忆。静静地倾听一下远古祖先的声音吧，你很容易就能做到。不过必然会有人批评这是虚构和妄想。那也无所谓，你没必要动气，笑眯眯地告诉他"我要开始虚构了"就可以了。

我们还是回到本章开头提起的话题吧。既然时好时坏的情绪从我中学的时候就开始了，那么为什么那个时候我没有崩溃呢？

事实上，有些人的确在中学的时候就已经崩溃了。但即使是这类人，他们在小学时代依然度过了一段虽然情绪有些波动，但还不至于完全崩溃的时光。也就是说，"虽然他们的情绪有些波动，但还不严重"。对，就是这个感觉，这将在你今后的生存方式中发挥至关重要的作用。大家试着在自己的记忆中寻找一下这个感觉吧。

接下来让我们一起仔细讨论一下我在前文讲过的关于我

的话题，即我无法忍受而跑到医院求助的事。当然这也只是我的记忆，就像前文说的，躁郁人最拿手的就是把自己的创作嵌入记忆里。所以，千万要记住，从现在开始我要讲的是一个我编造的故事。

那是我 4 岁时候的事了，那时我还在上幼儿园。据我父亲讲，那个时候我特别调皮，他一不留神我就跑到大街上了。我穿过斑马线，溜进马路对面的模型店里。还有一些更出格的事，比如住在福冈市的时候，我在繁华的地下商业街走失了。那是福冈市最繁华的地带，我走丢好几个小时才被父母找回来。

"必须紧紧盯着你，不然真不知道你会干出什么事来。"父亲曾这样说。我做的事当然不是摔坏物品那么简单，而是特别任性、毫无恐惧心、冒冒失失地独自一个人哪儿都敢去。

不过话说回来，我印象中的实际感受却是"一个人的时候特别害怕"。后来我 19 岁时，为了上大学，我从熊本县来到了东京。那个时候我特别喜欢旅游，喜欢到几近极端的状态。我居然想从熊本县骑一辆破烂不堪的 1960 年生产的轻骑摩托车去东京。这种无厘头的事我干过很多，比如身无分文地背一把吉他，在路边弹唱赚一天的饭钱，然后在路边挥手拦车搭顺风车去函馆。想法一旦冒出来，即便是在脑中漂浮的碎片，我也要去实践，而且我很享受实践过程的快乐。我曾经还穷游过印度。但是我经常陷入"去的时候兴高采烈，回来的时候落荒恐惧"的状态，那种说走就走的感觉特别爽快，但我马上又会因独自一个人而感到忐忑不安。

即便我经历了这么多，也无法制止我大冒险的冲动。这个毛病从我 4 岁开始便有了，丝毫没有得到改善。我朦胧地记得 4 岁左右时我最痛苦的事情是午睡后睡醒的那一瞬间，我在微妙的感觉中醒过来，根本分不清是傍晚还是凌晨，也弄不清自己到底在哪里。这是一种与思乡病极其相似的感觉，让我的内心极其恐慌。但当我看到了父母和兄弟的脸，以及环顾一下家里熟悉的空间后，发觉自己在自己家里后，便长舒了一口气，告诉自己这是在家里，用不着犯什么思乡病。

但总是有一些很微妙的感觉围绕在我身边。我感觉自己是个迷路的孩子，一个在自己家里迷了路的孩子（后来我把 4 岁时在地下商业街迷路走丢的事写成了《家中迷失的孩子》出版）。这个"在家犯思乡病"的感觉应该就是我抑郁的早期症状。就这样，已经 42 岁的我到现在 [1] 依然不喜欢午睡。午睡醒来时的那种类似思乡病的感觉我怎么也忘不掉。

与此相反，不管我是在凌晨 4 点还是凌晨 5 点醒来，完全不会有思乡病的感觉，反而心情特别舒爽。所以，我觉得躁郁人应该好好观察自己，弄清自己几点睡醒会心情愉快，恐怕早起心情愉快的人占多数。即使自以为是"夜猫子"型的人里也

---

[1]　作者写作时间为 2020 年。——编者注

有不少实际是"百灵鸟"型的。渔人和猎人都是习惯早起、起早贪黑出工的人，当他们忙完一天的工作回来的时候已经是夜晚了，显然他们应该坚持早睡早起。

躁郁人很可能是曾经的猎人。猎物不会静止，想要捕获猎物，必然需要躁郁人独有的片刻也无法静止的身体和他们奇特的头脑。正因如此，万一正午入睡而下午醒来，或者睡懒觉到上午才醒来的话，躁郁人基因里的那些记忆就被激活了。一旦如此，"哎，完了，又睡过头了！明明应该早起去狩猎的""完了完了，大家都已经走了，这下我又要被骂了"等远古留下的记忆随即被唤醒。虽然这都是我编造的故事，不过还是值得你仔细琢磨一下。

到别人家做客，因为环境突然变了，躁郁人会坐立不安。如果在朋友家住下，那么躁郁人必然会犯思乡病。总之，任何环境的变化必然会带来像抑郁一样的感受，所以时至今日我都不喜欢搬家。

我高中的时候也有两个极端的人格，一个是打扰周围的人而闯下大祸，另一个则是文静、老实、听话的好孩子。虽然我从来没有想过自己患上了躁郁症，但我的情绪还是反复出现了荒谬的冲动和时不时地有思乡病一样的感觉，不过那时还没有到崩溃的地步。

为什么那时我没有崩溃呢？我想，极有可能与那时我做事的时间分配有关。我一直到高中毕业都与父母生活在一起，我的父母都是非常会管理时间的人，他们绝不可能睡懒觉睡到中午才起，所以即使我前一天晚上睡得再晚，第二天早上也得8点起来吃早饭。在我家，午饭和晚饭的时间是一成不变的，就连洗澡也基本都得在规定的时间里完成。这样下来，大概晚上10点我必然会上床准备睡觉。因为我们全家人都挤在榻榻米上排成川字形躺下，所以我和父母的入睡时间也大致一样。早上起来后，该上学的上学，该上班的上班。当然，我在学校也是按规定什么时间段干什么。在学校的主要活动无非是学习和社团活动，而我到高一为止一直是学校棒球社团的成员。到这个时间点为止，一切都平安无事。从社团退团后，我的情绪开始出现了崩溃的先兆。

也就是说，没有人再规定我什么时间段该干什么了，于是我便开始不知所措。这里暗藏着一个重要的提示，即虽然大家觉得在学校做的都是一些枯燥无味的事情，但每一个时间段该做什么是既定不变的，这一点非常重要。

关于这一点，我想大家基本都差不多吧，不过归家部①的人更容易出现躁郁的情绪波动。总而言之，躁郁人一旦无所事事就极易抑郁。相比事情的内容，时间分配的规律和稳定

---

① 日本学校从小学到大学都有棒球部、啦啦队等各种各样的社团供学生选择。归家部指不参加学校的社团活动，放学后就直接回家的学生。——译者注

对躁郁人来说更重要。躁郁人的最理想状态是有点忙，忙的事情不能只是单纯的学习，而要包含社团活动等完全不同的丰富内容。

学校的时间分配是由 1 个课时为单位组成的。当时如果能连续用 2 个课时来画画，我就会觉得无比幸福。每周六的第三节课对我来说简直快乐无比，因为之后就放假了。周日我也不会睡懒觉，而是比平时起得更早，画着漫画，制作玩具，过得很惬意。我完全不需要担心一件事是否有头有尾，也没必要纠结是否一气呵成，只需随心随意地做，做腻了半途而废就好，想做就做，不想做就放弃。

直到我 18 岁为止，与其说我的情绪没有崩溃，不如说我的情绪棒极了。让我们好好琢磨一下这段时间里我的状况，其中就埋藏着能让躁郁人舒适愉快的关键。

准确地讲，从 4 岁到高中我应该有过躁郁的情绪波动。去东京独自生活后，波动开始变得强烈，我的情绪开始崩溃。我情绪最好的时候应该是小学五年级吧，还有初中二年级的时候情绪也不错。上高中之后，我感觉社团活动很无聊，于是退出了社团，退出后我的情绪便开始变得不太正常了。

"以备考等为由，减少社团活动、玩耍等会使躁郁人的生活变得单一，只会起到相反效果。"

千真万确，真理之言。但大家都有一个共同的倾向，即为了完成一件重要的事情而过度焦虑，只要其他事情不是燃眉之急，便会将其暂且搁置一边。比如社团活动对考试毫无益处，但是你一旦将其搁置一边必然会心烦意乱。本来丰富多彩的社团活动能够有效发挥缓解躁郁情绪波动的作用，但现在无法发挥作用了，情绪的波动只会挤压到一起让你不舒服，导致你抑郁。

躁郁人容易不假思索地做出"这绝对是一件没有意义的事情""跟我想做的事情没有直接关系""纯属浪费时间""我要做更伟大、更有意义的事情"等判断，这是一个严重的问题。

对躁郁人来说，做什么并不重要，事情的丰富多彩程度才是重中之重。为什么呢？我将在第十二章中重点探讨，大家可以先在脑海里画个重点标记一下"相比内容，形式的丰富多彩更重要"这句话。举个例子，某件事你明明知道它不可能赚到钱，但是能让你的生活丰富多彩，那么你需要明白这件事对躁郁人来说已经是非常好的事了，因为生活丰富多彩会让躁郁人感到轻松快乐。所以，学校的生活就内容来讲，的确烦闷且无聊。但事实上，那种有序的时间安排方式，既有备考学习，又有社团活动，还大大提高了结交朋友的可能性，这都是躁郁人获取安全稳定的肥沃土壤的绝佳途径。

墨守成规的学校生活，或许让人觉得没有自由。可是，大家回忆一下自己的孩童时期，那时候躁郁的情绪波动是否得到了很好的缓解？校园生活对躁郁人来说的确有让人不舒服之处，但不可思议的是校园生活也为躁郁人日后制订每日计划提供了绝佳的模板。这个每日计划便是躁郁人生活的根基。当然，躁郁人所做事情的内容本身依然很无聊。过去的事情就让它过去吧，你需要观察过去，仔细观察那个时候的时间分配方式，自己的兴趣爱好以及它们之间的吻合度。

我说的就是你的过去，就是你躁郁的情绪波动很好地得以缓解的时候，它是你被诊断为躁郁症而一度崩溃之后开始重新建构新的生活模式的模板。其实快乐生活的秘诀早已藏在里边了。你是否很兴奋？当我发现这个秘诀的那一刹那，我高兴得手舞足蹈。

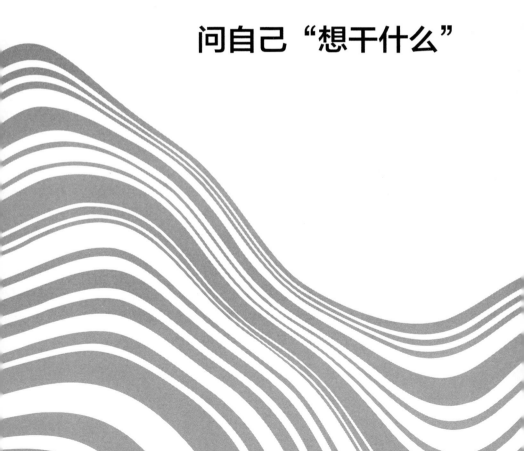

第六章

CHAPTER 6

问自己"想干什么"

　　首先，让我们回忆一下虽然有躁郁的情绪波动，但没那么严重，每天仍能够健健康康度过的那些日子吧。

　　先说说我的情况。大概在还是初中生的时候我就开始感觉到躁郁的情绪波动明显加剧了。上了高中以后，我开始感觉自己有点抑郁的倾向。现在想想，小学时代我应当是健健康康地度过的。

　　大家的情况又是怎么样呢？大概有人因为正被躁郁的情绪波动所折磨，所以感觉自己一直以来都是一个不幸的人吧。请放心，根本不是这样的。大家能回忆多少就回忆多少吧，你终会发现自己曾经有过幸福时光。

　　不过你完全没必要那么严肃认真地对待这件事，也没必要必须幸福。只要你想起你过去那种平凡生活的样子就可以了。比如，每天在同一时间起床、吃早饭、上学、放学，然后回家、吃饭、洗澡，最后不用想任何事情倒下就能入睡的平凡日子。无关考试成绩的好坏，无关有无朋友一起玩耍，这种平凡日子你肯定有过。

　　还是拿我的经历来说吧。大概在我小学五年级的时候，我曾经无忧无虑、无所事事、快快乐乐地度过了一整天。当你发现自己也有过那么一天的时候，是否会大吃一惊？你的脑海里是否会闪过"今天是不是有点兴奋过度了？会不会抑郁"的担忧？然后开始考虑干点丰富多彩的事情，尽量让脑海感受一点舒适凉爽的风。但是，在过去，11岁时的我根本不用考虑这些事情，也不用思考买什么东西，只需用身边现成的东西，便能创造出让自己快乐的时光。你没必要怀旧，也不必羡慕，你只要这样想："只要能过上那个时候的生活，现在依然能快乐。"

这里还是让我们拜读一下神田桥医生的文章吧："**平稳和充实可以兼得。**"

读到这句，我感觉我的身体瞬间舒适了很多。的确是这样，做多一点儿事，让自己稍微忙碌一点儿，我的经历证明做的事多了后便会有享受快乐的时间。比如，有机会邂逅更多的人；可以去很远的地方；做一些从未做过的事情；到陌生的地方探险；乘坐飞机；闲暇时间去售卖美味咖啡的小店里舒舒服服地休息一会儿，或者在那里读读书……享受这种快乐时光时，让我感觉非常好。

神田桥医生说："**生活充实了，情绪的波动就会减少。**"如果生活太闲暇，没有明确计划什么时间段该干什么的时候，我们的情绪波动就会加剧。

前文中讲过，学校是躁郁人相对容易实现这种"充实生活"的重要环境，但很明显，学校生活是以某个人为制定的假定理念为目标而定制的，所以即使再充实也不会在我们的记忆中留下明显的痕迹。

躁郁人只做他想做的事，所以，他们在学校里也会尝到不舒服的滋味。不过，即使环境的确有点让人不舒服，但因为时间的分配细致有序，每个时间段都加入了各种各样的内容，所以躁郁人多少还能体验到充实，不会太压抑，情绪也能随之稳定很多。同样的道理，现在我希望大家试着制定一个属于自己的时间分配表。时间分配表要做到排除所有让自己感到不舒服的要素，完全用自己想要做的事来填满，并将其付诸行动，让自己过一过微微冒一身汗，并且充实满意的生活。

你是否已经摩拳擦掌，想试试了？当我发现这个技巧的时候也小小地手舞足蹈了一下。而且，不可思议的是，我制定的时间分配表居然完全以我小学五年级时候的爱好为基础。当时我将其命名为"一日计划"，还画了饼状图。在"一日计划"中，我规定好了几点起床，什么时候该干什么事等具体内容。现在再仔细琢磨一下，发现那时候我已经开始尝试控制自己了。

这便是我制订计划的来龙去脉。这里我们还是用实例了解一下我小学五年级时一天的生活吧。

首先，早上 6 点我就起床了。从小我就是一个"百灵鸟"型的人。父母一般是 7 点起床开始准备早餐，虽然我明白自己应该根据他们的起居习惯适当调整自己的起居时间才对，但这样做会让我坐立不安，所以我干脆在父母睡醒前起床，一个人画一些漫画之类的来消磨时间。我在书桌上做的不是与学习有关的事情，而是我喜欢的事情。整整一个小时，我埋头沉浸在自己喜欢做的事情中，让我身心舒爽。为此，我经常在前一天晚上就将书桌收拾好，这样一来，第二天我的身心将更加舒爽。这是我当时的真实体验。

早上 7 点多，我和父母开始吃早餐。我不太喜欢早餐吃面包，更喜欢吃米饭。只要有米饭、煎鸡蛋和海带，我就满足了。吃完了早餐，就该洗脸、刷牙准备上学了[1]。小学要求我们穿着统一的校服，所以我还要换衣服，穿上校服背上书包，赶到约定地点与同学们汇合，之后大家热热闹闹地一起出发去学校。

在学校一共上 5 小时的课。上午上 3 小时的课，然后我们开始吃午饭，接着是午休时间，以及打扫卫生时间。下午上 2 小时的课，课后，从下午 4 点左右开始一直到太阳落山，我会在棒球社团练习棒球。结束了一天的校园活动之后，我跟弟弟一起回家。到这个时候我们身上都已经脏兮兮了，所以我们回到家后的第一件事便是洗澡，洗完了澡再吃晚饭。晚饭之后大家看电视，10 点左右准备睡觉。

在学校，课间休息的时候跟伙伴们一起玩我自制的角色

---

[1]　日本人早上一般习惯吃完早餐再洗脸、刷牙。——编者注

扮演类游戏（RPG[1]），有时候我还会画一些漫画。另外，我也很喜欢玩躲避球，说实话，虽然棒球社团的气氛挺快乐的，但我对棒球实在没有太大的兴趣。只是因为当时棒球很流行，大家都进了棒球社团，所以我也跟风入团了。其实如果我当时去绘画部应该会更快乐。放学回家后，我跟弟弟一起玩我制作的棋盘棒球游戏，我觉得相比真棒球运动这个反而更有趣，我也更拿手一些。

经常和我一起玩耍的伙伴中，住得离我家很近的有 1 人，我和他一起玩耍的时间更多。另外一起玩的还有 4 人，我们经常在一起玩我制作的游戏。我还有 3 个要好的同学，午休时间，相比在外边玩耍，我更喜欢和女孩聊天，但整天跟一群女孩在一起会被大家嘲笑，所以我感到不妙时就会赶紧跑到外边加入大家的躲避球游戏。

回到家我更喜欢迅速完成家庭作业，然后腾出时间自由自在地做一些自己喜欢的事情。比如模仿三丽鸥的文具做一些原创文具，贴上自己设计的品牌标签，还像市场上售卖的商品一样用塑料袋把它包装起来。相比读漫画，我更喜欢画漫画；相比无所事事地看电视，我更喜欢自己制作一些游戏，虽然我有自己的游戏机，但我算不上游戏高手，也没有游戏瘾，只是玩玩而已，不过我经常想象如果由我来设计制作游戏，我应该

---

[1]　RPG，Role Playing Game 的缩写。——编者注

设计什么样的游戏等。

每一天我都过得如此平凡，我在健康地成长，从没有无所事事的空虚感，我不会去纠结"我是什么"的问题。每天挂念的无非是"明天该干什么"，然后赶紧去确认一下时间分配表。

躁郁人非常不擅长思考"我是什么"。躁郁人不擅长反思，更不擅长将反思结果转化为语言来表达。我再强调一遍，躁郁人的感觉即语言。既然不擅长，为什么躁郁人那么喜欢思考"我是什么"呢？因为他们感觉不舒服。充实的时候，躁郁人很平静，心情也很愉快，这时他们绝不会想起"我是什么"的问题，他们平静的时候唯一思考的问题是"接下来该干点什么"。

躁郁人很难做到舒服地利用空闲时间不思考任何问题，静静地发呆。看到这里，或许你正在想要发一会儿呆试试，但说实话那不可能。不过，如果你下定决心"接下来我要发呆"，也许还能体验到发呆的感觉。即使下定了决心去尝试，你也难以控制自己的心理，你发呆时脑海中会突然闪现"那个肯定很好玩，我要试试"的念头。躁郁人平静地发呆最多只能坚持10分钟，很快他便开始思考有什么好玩的事情了。

神田桥医生意义深远地说："把生活当作万花镜。"躁郁人必须从被窝里冲出来，向着充实的生活进发。在前进的路上，万一你又想起"我是什么"的问题，那么请你严肃地如此回答自己：

"我是什么？"

"我是一个只考虑'接下来干点什么'的人。"

我们是躁郁人，我们还有一个外号叫"日课 ① 族"。潮满潮退，我们一日接一日地重复我们的日课。请大家跟我一起想象，"躁郁人"这个词无法代表我们的所有，我们还有另一个身份：日课族。作为一个生物，躁郁人只有自觉自己是日课族才能欢乐而舒心地生活。

充实对日课族来说充满了营养，而感到不舒服意味着日课族的死亡。一旦不舒服，躁郁人真的会崩溃。无论是作为躁郁人还是作为日课族，我小学五年级的生活的确非常安稳，因此那时我没有崩溃。

既然日课对躁郁人如此重要，那么我们一起研究我的日课吧。躁郁人根本不需要思考，而应该问。问什么？问"想干什么"。接下来让我们试试吧。要点是自己问，自己回答。这是一个非常重要的技巧，请大家和我一起练习。

"你想过得充实吗？"

"嗯。"

"那你想几点起床？"

---

① 每天要做的事。——编者注

"小学五年级的时候，我每天早晨6点起床，那时候我感觉特别舒服，所以6点起床挺好的。不过我太喜欢早晨的时光了，所以稍微再早点起床更好。"

"那就凌晨3点起床？"

"太早了，不要。"

"凌晨4点可以吗？"

"太好了！"

"那么就凌晨4点起床。但问题是躁郁人作为日课族必须睡足7小时，这样一来，你21点就得入睡，没问题吧？"

"嗯，我太高兴了。一旦过了22点，我就会开始思考'我是什么'，真想把22点后的这段时间抹掉。夜晚太可恶了。"

"好的，那就把21点入睡作为日课内容了。"

"好的。"

"凌晨4点起床后你想做点什么？"

"当然是做自己最想做的事情了。小学五年级的时候我特别喜欢画漫画，现在我喜欢写书。那就写书吧。"

"你一天想写几页？"

"写10页我应该能够感到充实，那就10页吧。"

"你是否有点逞能了？能每天做到吗？"

"拼命写的话，我一天写20页没问题，但太辛苦了，所以减一半就写10页吧。"

"看来还可以。小学五年级的时候早晨8点到12点是上课时间，把这个时间段定为写作时间吧。早晨 4 点到 8 点是写作时间。早餐也在这个时间段吃吗？"

"刚起床我完全没食欲。写书之前就不吃了，写完后我应该有食欲了，所以写完再吃吧。"

"那就边休息边吃饭，早 8 点到 9 点作为早餐时间。接下来你想干点什么？"

"完成写作我应该很满足了，所以想有点像课间休息那样的休息时间。"

"好的，吃完早餐后到 9 点半为止的 30 分钟作为休息时间。接下来你想做什么？"

"我很喜欢编织，那就干脆织毛衣吧。"

"你想织多长时间？"

"一个小时有点少，一个半小时吧。"

"那好吧，到中午 11 点为止织毛衣，接下来你想干什么？"

"休息。"

"好，那就休息 30 分钟，到 11 点半。接下来呢？"

"顺序可能有些乱，我接下来想做大扫除，比如打扫房间、洗衣服等。这样的话，我在空闲时间里就干完了所有家务活，房间也变干净了，心情也舒爽了。完成写作我已经很有充实感了，再这样提升一下充实感，就完美了。"

"好吧，30 分钟的打扫卫生和洗衣时间。接下来呢？"

"午饭我要自己动手做。做好的饭菜要拍照，就像写作一样记录全过程。"

"好主意。那就 12 点到 13 点是午饭时间。接下来呢？"

"午休，时间稍微长点儿。"

"你要玩躲避球？"

"不，需要一点时间和朋友聊天。"

"和你的好友吗？"

"是的，附近的橙书店里有个叫久子的女孩，她经常给我审阅书稿，我想和她见面聊聊天。时间长点更好，最好是每天都见面聊天。"

"那就 13 点到 15 点去橙书店，与久子见面聊天。接下来呢？"

"像学校下午的课那样，干点不一样的事。画画也是我的工作之一，所以我想去工作坊画画。我还买了一个电动转盘，做做陶艺也不错。"

"好，下午的课程是绘画，15 点到 16 点半画你的画。然后社团活动，16 点半到 18 点假装到了陶艺社团，转转你的陶艺转盘吧，这样安排可以吗？"

"完美，充实极了。"

"接下来你想干什么呢？"

"估计做完这些事我就十分满足了，所以剩下的时间我跟小学五年级时一样度过就可以了。"

"那么 18 点回家，玩到 19 点开始吃晚饭，20 点洗澡。这可能比小学的时候早了一点，21 点上床睡觉。怎么样？"

"好极了！"

"那就这么定了，要是感觉哪儿有违和感，你可以修改。"

"没有丝毫的违和感。我喜欢的全都有了，我很高兴。"

"那就好。"

于是我的日课表便完成了。

坂口恭平的日课表

4：00　起床，立即开始写作（4000 字）

8：00　吃早餐

9：00　休息时间

9：30　织毛衣

11：00　休息时间

11：30　打扫、洗衣

12：00　午饭

13：00　午休时间，到橙书店与久子聊天

15：00　去工作坊绘画

16：30　陶艺

18：00　回家，自由时间

19：00　晚饭

20：00　洗澡

21：00 睡觉

大功告成，你也来试试。千万记住，不要问自己"我是什么"，而是问"想要干什么"。自问自答并详细记录，拟定你自己实际可行的日课内容。

第七章

抑郁的奥义一：抑郁为何让你毫无好奇心

　　之前的章节中我虽然一直在讲"如何防止自己陷入抑郁"，但我不能改变自己是躁郁人这一事实。无论你如何策划完美的躲避策略，躁郁的情绪波动依然还在，而且正瞬息万变地翻滚着。虽然事实如此严峻，但只要你乐意尝试前文介绍的应对法，你的躁郁情绪的波动不会让你不舒服，你的身体反而会慢慢记住如何变得平静安稳。

　　躁郁人有个误解，以为躁狂状态棒极了，而抑郁状态则应该避开。然而遗憾的是，包围在我们周围的非躁郁人却与我们正好相反，躁郁人以为棒极了的躁狂状态恰好让他们头痛。更遗憾的是，躁狂不像喝醉酒后的状态那么简单，更不会瞬息即逝。你想一下，声音变得又大又亢奋，不管白天还是黑夜拿起电话就胡乱拨打，和别人讲自己那些所谓灵光闪现的事情，这个行为显得既唐突又莽撞。更何况躁郁人本来就是非常自以为是的自我中心主义者，根本不会考虑这个时候打电话会不会打扰到别人等问题，容易让别人怀疑躁郁人的脑回路出现了问题。所以，躁郁人一旦进入躁狂状态，周围的非躁郁人就要遭殃了。其实何止非躁郁人，躁郁人也会遭殃，这真是一个让人头痛的问题。

当然，如果出现了危险情况或紧急事态，躁郁人那种唐突莽撞且不会恐惧的勇敢行为可能会带来意想不到的成功。躁郁人曾经的丰功伟绩证明他们确实具有危急时刻爆发出高超应对力的能力。然而，在漫长的和平日子里，我们躁郁人的躁狂却遭到了别人的避讳和嫌弃，如同不会有人愿意倾听喝醉的人的酒后妄言一样。

看到了吧，周围的人是如此讨厌躁狂状态，但他们对抑郁状态的看法就不一样了。为什么他们会喜欢抑郁状态呢？理由很简单。时不时萌生一些荒唐又莫名其妙的念头、胡乱拨打电话、集资募捐、见人就搭讪的躁郁人，一旦陷入抑郁状态，这些特征便会反转。抑郁状态下的躁郁人会变得特别敏感，开始谴责自己"居然干出这种事，我真是一个荒唐的人。我是一个失败者，我没有自信。像我这样的人没脸见人，我应该关在自己的房间里，只有'蒸发'了才能消停"，然后坠入抑郁的无底深渊。

抑郁状态下，躁郁人绝不会"退一步海阔天空"。不过正因如此，加上丧失了自信，躁郁人的声音自然会变小，也不出去到处晃荡了，更不乱花钱了（花钱这一点上我有些不同，我在躁狂时会挥金如土，抑郁时便开始担心会不会变得家徒四壁，会不会无家可归只能睡在桥洞里，将来会不会身无分文等问题），像一个受惊的小动物一样在家里缩成一小团。毫不夸张地说，躁郁人就是这个样子。这样反而会让周围的非躁郁人松一口气，至少他们能安静一会儿。在躁郁人虽然拼了命地躲避抑郁状态，但依然不可避免地陷入抑郁而要死要活地痛苦挣扎的日子里，旁边的非躁郁人终于松了一口气，心想"太好了，终于安静下来了"，当然这不是说他们真的放下心来了。

看到抑郁状态下痛苦不堪的你的样子，他们或许会觉得你很可怜。但他们一旦想到你在躁狂时的举动，立刻又叹息道："不管怎样，安静下来我就放心了。"当我采访身边的一些非躁郁人的时候，他们几乎异口同声地说"的确如此"。听到这样的回答，我着实吃了一惊。不为别的，只因我从未想象过事实居然如此残酷——"抑郁可以让周围的人安心"。大家可能也是这样认为的。然而实际上，非躁郁人看到躁郁人陷入抑郁时的心情并非仅仅是担心，更有一种掺杂了终于安静下来了的感觉，也会为此放心地舒一口气。如果不了解周围的非躁郁人和自己之间的这种悖论关系，你很容易误以为大家不在乎你抑郁时的痛苦，不关心你。这种误解会加剧你的抑郁，极容易演变成"为什么不关心我"的愤怒，继而如火山爆发一样喷发。这是一个让人悲伤的事实，接下来我将详细介绍。

1. 当躁郁人抑郁而痛苦的时候，周围的非躁郁人会因躁郁人的安静而感到安心。

了解了这一点，你就可以不再被"你在抑郁中痛不欲生而身边的人却慢条斯理、不急不忙"这种极端的感觉差折磨。

记住，这便是抑郁的奥义。这种极端的感觉差常常激化躁郁人的孤独感。家人们欢聚一堂，原本躁郁人不应该孤独，然而抑郁中的躁郁人时不时地感到"啊，好孤独"，感到孤独的频率与健康状况良好时的"哇，太爽了"成正比。

2. 躁郁人感到孤独时是抑郁发作了，但不是因为孤独才抑郁，而是因为抑郁才孤独。

就像能量守恒一样，即使变形、移动，你自身的能量也不会出现任何变化。我还是说得具体点吧。躁狂的时候程度越剧烈，那么你抑郁的时候越会深陷抑郁的深渊。虽然听起来有些唬人，但从我的经验来说的确如此，而且这种情况令人防不胜防。因为躁狂状态下有关抑郁的记忆和抑郁状态下有关躁狂的记忆都会开始消散，直至看不见为止。

躁狂和抑郁状态下无法记起彼此状态下的内容，在之前的有关记忆的内容里我谈到过，不过在这里我还是再强调一遍。总而言之，躁郁人很健忘，但矛盾的是他们又什么都记得，所以我只能有计划地反复重述之前的内容。虽然反复多次我依然健忘，但每一次的再确认可以起到重新记起和巩固记忆的良好作用。这就是躁郁人。

抑郁时陷入一种与之前的健康活泼完全不同的状态，但是如果你现在正处在躁狂状态中，那么这个章节你可以不用读了。为什么？因为即使读了你也不会产生共鸣。

"抑郁，怎么说呢？的确很艰辛。但艰辛又能怎么样呢？车到山前必有路，过一会儿就好了。今天是打不起精神了，没办法，睡吧。睡着后就好了。马上睡觉！哎哟，我真是个天才，能随心所欲地改变一切。入睡！"

抑郁时，躁郁人基本都这样和抑郁中的自己对话。为什么呢？原因我之前说过多次，因为抑郁时躁郁人只能保留一些有关痛苦的影像记忆，而感觉记忆则完全消失。正因如此，躁郁人抑郁时的痛苦不会被完整地传递给精神状态良好时的自己，所以他们不可能反省，依然会接二连三地干出荒唐又莽撞的事。

可以说躁郁人在躁狂状态和抑郁状态时的记忆是分裂的，彼此之间无法互通，这是躁郁人的显著特征之一，也可能是这个特征让躁郁人有了强劲的爆发力。当然，非躁郁人绝不会出现这种丧失感觉记忆的现象。即使是躁郁人，如果不去刻意观察的话也无法察觉自己在躁狂状态和抑郁状态下会发生逆向记忆丧失。

3. 躁郁人抑郁时不要反省。即使反省了，进入躁狂状态时也会全部被遗忘，无法改进之后的人生，所以反省是一种损失。

明白了吧？抑郁时你反省得再深刻、再彻底，也不会有任何内容被传递给躁狂状态时的自己。事实虽然如此荒谬，但你完全没必要视自己为荒唐的废物。

看到这里，你是否感慨万千？这就对了。此时此刻的你正在想的无非是这句话："天啊，你是怎么猜中我心思的？"

各位读者中也许有不少人曾多次甚至频繁地出现过"这本书怎么越来越像是在写我的故事？"的疑惑。为什么我能洞悉你的心理？或许有人已经猜得八九不离十了。如你所猜，简单极了。

4. 现在你厌恶的这个状态并非是你的性格，这是所有躁郁人在抑郁状态时的共同特征。

太重要了，请一定要把它记在大脑里，熟悉到倒背如流。

其实我在这里描述的基本都是符合大多数躁郁人的情况。是你曾经记住过，但又迅速忘掉的东西。当然这不是健忘，而是躁郁人的体质，躁郁人身体的初始设定便是善于忘记。你不必对此承担任何责任，因为健忘是躁郁人共同的特征。然而"血统"纯正的躁郁人却凤毛麟角，更多躁郁人是混合了非躁郁人血统的"混血儿"。不同的躁郁人之间存在程度不同的差异。虽然存在差异，但只要你是躁郁人，那么你对本书的内容必然会产生共鸣，感叹"看透了我的心思，你是怎么做到的"。

没错，我是故意让你惊叹的，所有内容都是为了让你产生这种错觉而安排的。这又是为什么呢？因为我深知你惊叹了便会感到欢乐和舒爽，而且并不需要任何粉饰和修正。

你可能懊恼，甚至厌烦自己的这些行为特征。但你必须明白这不是性格，而是躁郁人的癖性。性格是伴随人的一生而又缺乏可塑性的，但癖性不是。更何况这是躁郁人的特质，你不必对此惭愧不安。而且我们非常幸运，因为一旦躁郁人掌握了躁郁生活的生存秘诀，就可以顺利地、轻松愉快地改掉这些癖性，最终达到忽略这些癖性的程度。到那时，你现在所厌烦的，视之为短板的东西，甚至可能成为你的长处。

好动人的故事，这不是破茧成蝶、盛放色彩吗？不要急，现在讨论这个为时过早，短处变长处这件事暂存在你大脑的角落里。现在，我们有太多的事情需要马上了解，而且都是让你欢乐快活的宝物，都值得你翘首以盼。

抑郁时，躁郁人的大脑活力与躁狂时完全不一样。大多数躁郁人体验到抑郁的时候大脑就会变迟钝，而且他们往往认定这才是自己真正的样子，甚至迟钝到连辨认一个字都很困难。当然不是说他们读不了文字，不然你试试递给他一篇神田桥医生的文章，他们肯定会爱不释手、如沐甘霖地读下去了。这个现象可以证明这是一个只有自己真正喜欢读的东西才能被获准进入的大脑。是否是这样？我想你也深有体会。其实你以为只有你经历过的那些悲凉，我也曾亲身经历过，而且记忆犹新。如非如此，我编不出这么多让你怦然心动的故事。

5. 并非是抑郁导致躁郁人的大脑迟钝，而是大脑拒绝了不感兴趣的东西。反言之，只有感兴趣的东西才被允许进入躁郁人的大脑。

躁狂发作的时候，躁郁人的大脑像龙卷风一样风驰云卷、横扫一切，甚至不分良莠全部吸入。这太挥霍能量，浪费精力了。不过在躁狂状态下，你会坚信豪爽地挥霍才是自己最大的能力。但到了抑郁的时候，你的大脑开始装不进任何东西了。于是你以为自己退化了，变笨了。这种脑回路需要进行一次大"修"。实际上，情况远非你想的那么糟糕，这仅仅是一种临时状态，在该状态下你的大脑只为真正有用的东西开启通道。

躁郁人往往会轻率地否定抑郁时的自我，指责自己道："我没有好奇心，没有兴趣，没有动力，也没有喜好，简直是一个毫无用处的废物。"躁郁人重复着同样的话，让他人怀疑遇到了一群机器人。当然我也和你们一样。我有一个好友是非躁郁人，她的名字叫和子。她是在我抑郁时唯一一位能陪我吃饭的非躁郁人朋友。有一次我对她讲了我在抑郁时思考的内容和萌发的想法，和子听完后说："抱着强烈的好奇心埋头钻研一件事，如果一年能遇到一次，对我来说就足够了。而你不一样，你即使在抑郁中也会保持着强烈的好奇心，我能看得出来，我很羡慕你。"

原来如此，听到这句话我大吃一惊。躁郁人即使在抑郁时也会饶有兴趣地探索"躁郁人是什么"的答案。这是一个惊天大发现，发现它完全归功于和子。既然我称其为重大发现，那必然是重要内容了。请大家一定记住。

6.抑郁时，躁郁人必然会叹息自己丧失了好奇心。其实不然，躁郁人的好奇心依然在，只是在一股脑地纠结"躁郁人是什么"时，将仅存的好奇心消耗殆尽了。如此一来，躁郁人不可能再有多余的好奇心可以分配到其他事情上了。

你是否大吃一惊？说实话我对此也惊叹不已。然而，当发现这些仅仅是躁郁人心照不宣的秘密时，我愈发惊叹不已了。躁郁人非常清楚自己为"躁郁人是什么"注入了过多心血这一事实。不但如此，他们还常常指出"这是一种叫躁郁症的病，是一种难以启齿的烦恼，是自己的性格，是一个无法摆脱的累赘，这个烦恼让我的心在滴血，痛苦让我浑身痉挛。患了这样的病，真不如死了痛快"等，这些话的大致意思就是躁郁症是"只能一个人深藏在心底的烦恼"。

然而，躁郁人需要和这种想法大声说"再见"。感谢和子叫醒了我。我完全认同，我的好奇心的确没有消失。如和子所说，我的好奇心仅仅是集中在了一起。这个发现不仅解放了躁郁人的躁郁症是一种性格的烦恼，还有更深层的意义：是全世界6000万躁郁人对"躁郁人是什么"这一难题宣示的哲学态度。

这简直是惊天动地的大发现。别忘了躁郁人抑郁时的执着态度，他们24小时一直在思考"躁郁人是什么"，甚至舍不得腾出时间打个盹儿。不得不说，这是一个伟大的坚持，一个彻底的以自我为中心的人，抑郁了便能为全体躁郁人的福祉而苦苦思索，这难道还不能称得上是伟大吗？

如此一说，你是否开始以为曾经在抑郁中度过了很多非常充实的时间了？抑郁时，躁郁人摒弃了自我中心主义，奔向哲学的广阔宇宙。

太厉害了！不过，躁郁人绝对不可以做的一件事是"过度聚焦某件事，过度聚焦会让他们不舒服进而诱发抑郁"。你是否有大梦初醒的感觉？如果说抑郁时会发生问题，也不过只有这个而已，除此之外全是充实至极的时间。逃脱了自我中心主义的束缚，躁郁人便可以尽善尽美了。至此，你理解了身边的人为什么能舒口气安下心来了吧。

"躁郁人是什么？"当你把好奇心注入这个哲学课题的时候，躁郁人也开始感觉不舒服了，这是抑郁状态下躁郁人的行为倾向。时常给大脑送进丰富多彩的凉风是躁郁人生存的必要条件，如果缺乏这个条件，那么躁郁人就摆脱不了生活的压力。正因如此，让我们一起动手，把结成块的好奇心拆分成若干个不同的部分吧。如何拆解呢？拆解方法与如何度过抑郁状态的问题紧密相连。

希望大家牢记"将好奇心注入探求'躁郁人是什么'的问题"这一要点。顺便说一句，如果你正在严重的抑郁深渊里挣扎，那么我建议你更应该坚持读完本章。因为此刻的你正在拼命思考"躁郁人是什么"。对，说的就是你，你的烦恼，从来不是源自你自己，而是烦所有躁郁人之恼。

第八章

抑郁的奥义二：舒爽源自心肺

如何度过抑郁的一天是躁郁人永恒的课题。从我多年苦苦搜寻的经验来讲，我敢肯定从未有过阐释"躁郁人如何度过抑郁"的书。没有人就此问题深入探讨过，相关领域的研究也未见成果，然而，这正是躁郁人亟待解决的问题。

正因如此，接下来我们来好好讨论"如何度过抑郁"。当然，我也不知道最佳答案。不过由于我现在还没有陷入抑郁，因此能悠闲地继续写作。当我抑郁时，我也会被绝望的旋涡吞没，连笔都拿不住，然后把自己关进房间里，开始没完没了地自责。这个时候，任何安慰都变得苍白无力，我也试图努力振作起来，但我已经无法驾驭思考的方向了，我的思绪自动转向到不好的、痛苦的方向，心亦随之粉碎。最终只会一而再、再而三地自我否定，没完没了。

还是让我们先读读神田桥医生的文章吧。

"在一个并不自在的环境中越努力坚强起来，躁郁情绪的波动越剧烈。"

如神田桥医生指出的，躁郁人即将陷入抑郁的时候大脑中必然在想"必须坚强起来"。或许也有人会有"振作起来"，不管怎样，大致不外乎"认真起来""严肃对待""要理解事物的深层本质"之类的想法。这些想法虽然没有规律，没有理由，也没有遭到任何指责，但躁郁人却开始猛烈反思，因此最终躁郁人必然会陷入抑郁状态。

抑郁之前会有预抑郁。"认真－振作"是预抑郁来临的先兆。请你观察自己的言语中是否带有"认真－振作"，便可以准确把握实际情况。

"认真－振作"不是躁郁人的通用语言，相反躁郁人的通用语言是"悠然－自得"，而且这是理所当然的、毫无疑问的事实。

我还是举我的例子吧。让我们虚构一个前提，假设我收到了一封邀请我撰写书评的约稿信，而且要求我点评的书正是那位让我敬佩不已的作家的新作。约稿方是一家报社，我的书评将刊登在报纸周日版的《新书特辑》专栏，受栏目字数限制，要求书评在800字以内。

首先让我用"悠然－自得"形式给大家展示我在欢乐的躁狂状态和轻度的躁狂状态时的情况。

＜情况 1＞"悠然－自得"

我收到了书评的约稿，要我评论虽然未曾谋面，但让我敬佩已久的那位作家的书，约稿的是那家很厉害的报社，而且是刊登在周日版的报纸上。说不定还可能要求我附上半身照！

虽然我未曾斩获任何大奖，但雷厉风行的我才是大作家。要不然报社会向我约稿吗？能分辨真正优秀的人的报社才是好报社。不过，我要写书评的那本书我还没来得及读。怎么说好呢，虽然是我很尊敬的作家，但他的书我一本也没完整读过。这没什么大不了的，我喜欢他著作的字里行间里透露出来的感觉，有这一点就足够了。读没读书有那么重要吗？什么是奇迹？连不擅长读书的我都出版书了，这就是奇迹。虽然我的伯乐还没出现，但这绝不妨碍我就是那匹千里马。这家报社先知先觉地找到了我，算他们厉害。既然这样，书是没必要读了，就让我给书盲评吧。棒极了，我随手翻翻书，找一段内容，扫一眼便大功告成，书评写好了。好，就这么定了，开写。800字是吧，我必须践行突破字数框架束缚的伟大精神，至少写12000字。完美完成！我立即将书评发给报社。现在是深更半夜？我不管，我必须马上打电话问一下他们对书评的感想。

现在的我精神抖擞，自信满满。我不擅长读书的毛病变成值得炫耀的长处了。这哪是应约撰稿，简直是我自编自撰、自娱自乐，赤裸裸地暴露了我桀骜不羁、飞扬跋扈的任性本质。明明对方约的是一篇书评，我却不去读要点评的书。我的自我感觉不但超越了书本身，更是自信满满地宣告看透了书的本质。

我当然可以撰写大量文字并在约定期限内发给报社。毫无疑问，800字对我来说远远不够。有时候长篇大论反而能打动报社主编，他们会不惜浪费整整一个大版面予以刊登。但大多时候，长篇大论只会让报社困扰，对方不得不要求我返工修改。如此一来，我的预抑郁状态就开始了。

那么，我们再看看用"认真－振作"形式会是什么样的。

＜情况2＞"认真－振作"

我收到了书评的约稿。太奇怪了，居然有人约我撰稿。这不太可能，而且要我评论那位作家的新作。问题是我还没来得及读那本书，我能不能读得进去也是一个问题，我根本没有自信。怎么会约我写书评呢？我只不过在推特上发表过一两段有关这位作家的著作的感想，不过是一些"我的理解是……"这样的浅显内容，而且都是我随手翻了翻，走马观花地扫视了一两行书便胡乱编造的内容。其实，我在躁狂状态下也没法静下心来读书。大概是报社编辑看到我推特上的内容后向我约评的。其实那位作家的书我真没完整读过。这下好了，我的秘密要被发现了吧？给报社写书评可不是闹着玩的，我必须认真对待。书必须精读。写一篇好的书评，只读作家的新作是远远不够的，还需精读作者过去的作品。是啊，集中精神认真阅读我才有资格写书评，像我这样自封的作家，只不过是一个趁着躁狂，想到什么就写什么的冒牌作家罢了，我哪有写书评的能力。真羡慕那些读破万卷的人，我也想读破万卷书。我记得自己躁狂的时候曾自豪炫耀过"读不进书"，不过现在我恨不得自己非常擅长读书。写书评简直不自量力，我肯定做不到，写一篇好书评不是一件容易的事。但毕竟是一个很不错的工作，如果我不坚持写，将来会越来越穷。但即使这样我还是想拒绝，因为我真的写不了。然而让我懊恼的是我不知道怎么写拒绝信，拒绝别人是一件麻烦事。截止日期迫在眉睫，那本书我依然读不下去，但是我又必须把它读懂才行。我好困，然而现在不是睡大觉的时候，无论如何我必须坚持工作。我知道我完成不了这个工作，穷途末路也不过如此吧。不老实待着非要吹牛，说自己会写书、会读书，即使不读也能理解书的本质内容，说得跟真的似的。不行，我不能这样下去了，我必须认真生活了，振作起来好好过日子。我必须认真把书读完，这并没有什么坏处。但问题是这是报社的书评，我必须写得像一篇报社书评才可以，让那些知识分子也能啧啧称奇。可我做不到，还是谢绝算了。但我又不好让人家的颜面扫地，好难拒绝啊。于是我硬着头皮试了一下，挤出百十来个字便卡壳了。完蛋了，写又写不了，还抹不下面子说自己不会写。我是时候该振作起来了，作家就得有作家的样子，没有不读书的文人。我还是死了算了吧。我连一篇书评都写不出来，还有什么颜面活着？死了就一了百了了。像我这样毫无情趣的人，既无才华又无能力，死不足惜。还想写书评？算了吧，连谢绝的邮件都没勇气发的窝囊废，现在不去死更待何时。

事实上，我在躁狂和抑郁时的差异的确如此之大。躁狂状态时，我的情况还能说得过去，但问题也很多。躁狂时我真的能干出不读书便写出书评这种事，写书评时我胡乱编造一些夸奖的话，还沾沾自喜认为自己很有本事。不过我的文章确实写得很有风格，所以常常能通过报社策划部的审核。只要我有足够的热情，报社也不将字数限制在 800 字以内，而是放宽到报纸版面三个段落的程度的话，那么我基本可以轻松完成。

如果我的状态是在躁狂和抑郁的正中间或者靠近抑郁状态一点，那么我那"要认真起来、振作起来"的心态便开始发酵了。在预抑郁阶段，因为我躁狂状态的余韵还没有完全散去，所以我干起活来总有些飘飘然。躁郁人在这种既非躁狂，亦非抑郁的微妙氛围中身不由己地开始想要"振作起来"。即使他们急切希望卧床休息，或者因自信不足而拒绝约稿，但此时已经不能遵循自己的本意行动了。拒绝邮件的发送被自己无限期推迟，自己躁狂状态时的雷厉风行、快刀斩乱麻的势头全无踪影。

这时"忍受"悄然登场了。刚刚还风驰电掣、十足任性的躁郁人，开始进入"认真 – 振作"状态，一忍再忍地正式启动"忍受"模式，对自己之前的任性倍感厌恶。叹息万事不如人，丧失所有的自我风格。自我的认知也反转了，曾经自豪炫耀的长处也变成了短处。

神田桥医生说道："（躁郁症是）一种体质，因天气（季节的交替和台风等）、生产活动或生理的变化以及人际关系的压力而变化。特别是风格、长处突然消失时需倍加小心。"

首先，回想一下前文写的神田桥医生的文章，躁郁症与其说是病，不如说它是一种体质。不得不说，这句话是我们躁郁人的及时雨，甚至可以称之为躁郁人的福音，请千万记牢它。所谓体质，即肉体的特征，必然会随着肉体的变化而变化。

相比心灵，躁郁人更应该关注身体。为什么？因为心灵难以观察和把握。当然，虽然心灵是身体不可分割的一部分，但准确观察的难度太大，过度纠结会引起混乱。既然如此，暂且将其搁一边吧，因为你并不擅长，躁郁人不擅长感知自己精神状态的实际动态，这对躁郁人来说又是一个大有裨益的伟大发现。

我知道大家也曾花费大量精力试图掌握自己的内心世界，可惜从未成功。原因只有一个，你不擅长。人类无法完整体验彼此的内心世界，而躁郁人则更夸张，他们甚至无法完整体验自己的内心动态。因为躁郁人的每一次观察，都抱着截然不同的态度。如此一来，躁郁人的聚焦观察因缺乏关联而以失败告终，当然无法有完整的体验。不是你不懂人的心情，而是每当你尝试去了解别人的心情的时候，你的身体在不断变化，导致在每一个节点都出现了不同的理解。

你对自己也不例外。时而"悠然－自得"，时而"认真－振作"，随着情绪的变化，你使用的语言也会变化。重要的是，你要承认躁郁人做不到聚焦观察。既然你自知不擅长，那就不要接触自己不擅长的事，这是躁郁人不可或缺的处世之道。如"克服并善于处理自己不擅长的东西"这种"认真－振作"形态所产生的思考方式只会让躁郁人的抑郁状态持续恶化。千万记住，这对健康没有任何好处，立即放弃做那些抑郁中损害健康的行为。如果你实在难以舍弃，那就尽量在躁狂的时候去尝试吧。

　　然而，躁狂的时候躁郁人只有亢奋，所谓的认真、振作已经消散在九霄云外了。此时的躁郁人一旦发现不擅长的事便会以迅雷不及掩耳之势逃之夭夭。因此，不擅长的事永远不擅长，即使时间长了也不会改变。接下来，请你狠下心来与克服不擅长的事说再见吧。

　　"坚决不尝试自己不擅长的事。"

　　"摒弃克服的概念。"

　　"与其明知不擅长还要费尽心思努力，不如精炼擅长的事。"

　　正是这样的感觉。既然躁郁人不会观察人的内心，那应该如何察觉抑郁的前兆呢？为此，躁郁人需要一个宝物，而且这个宝物必须满足两个条件：易于观察、意志可支配。

　　我们的大脑可以当这个宝物吗？大脑和心灵一样不受我们的控制，抑郁中的你应该清楚地体验过它的桀骜不驯，它会抗议"你凭什么否定自我？停下否定有那么难吗"。很多人盲信自己可以控制大脑，实际上徒劳无功。你越努力想停止自己的思维，大脑就越活跃。大脑是一个很麻烦的器官。跟大脑一样，骨头也不受我们的控制，还有胃、大肠、小肠、肌肉、神经，它们都不受我们意志的控制。

大家不妨观察一下那些常用的诊疗工具，既简单又方便，用它们可以在身体外观察体内的情况。比如将听诊器贴近胸口，便可以听到心脏的声音和跳动的节律。我们可以利用工具观察心脏和肺这两个脏器的状况，即便躁郁人的心绪躁动，心情发生剧烈变化的时候也依然可以对这两个脏器进行聚焦观察。不但可以观察，必要时我们还可以躺下来让心脏舒舒服服地休息一小会儿。当然肺也不例外，我们既可以屏住气也可以深呼吸放松。总而言之，心肺即我们的宝物，是我们可自由调控的器官。

显然关注心脏和肺并及时对其进行自我调节是躁郁人掌控身体状态和身体反应的最佳方法。这一点需要你牢牢记住。频频来袭的丧失自信、自我否定等情绪的波动已经把躁郁人折磨得筋疲力尽，让他再无余力思考如何应付了。既然如此艰辛，那我们更需要温柔对待我们的心脏和肺。这是一件重要但非常简单的事情，所有人都可以轻松做到。

还是举一些具体例子来说明吧。当我的女儿和儿子告诉我他们害怕死亡的时候，我教了他们深呼吸法。躺平让心脏的跳动趋于平缓，然后慢慢调整呼吸，少吸多呼。即使小孩也可以轻松做到，而且效果显著。

调节心肺是治愈内心烦恼的唯一可行方法，即只有心脏和肺有此功能。如果你试图通过大脑和语言来控制自己的躁郁体质，那么你付出再多的辛苦也必然是徒劳的。既然不擅长那就及早收手为妙，你应致力于把会的事情做到熟练、极致。既然只有心脏和肺才能给你带来欢快，那就让我们将此秘籍修炼得炉火纯青。

躁郁人从躁狂状态变为抑郁状态时，语言会从"悠然 – 自得"自动切换成"认真 – 振作"。观察到语言切换便可以判断预抑郁是否将要到来，此时你应该马上开启身体观察模式。从我的经验来看，抑郁来临前必然会出现疲劳感。当"不舒服"开始纠缠躁郁人并妨碍其行动时，躁郁人往往试图强行维持躁狂状态时做出的行为，这种僵持会催生疲劳。

关于"不舒服"，之前的章节中已经断断续续地讲过很多，现在着重讲一讲疲劳的对策吧。对疲劳唯一有效的对策是"观察并调整心肺"。

下面介绍观察和调整心肺的具体方法。不管怎样我们还是先试试被称为"仁王立 ①"的站姿吧。如有 100 个躁郁人来做这个站姿，我敢说他们的站姿无一例外都是肌肉紧绷、身体僵硬的。你让他们放松，他们根本不知道怎么放松。所以在这里我给大家介绍一种放松的方法，这也是著名棒球运动员铃木

---

① 指像金刚一样站立。用于形容威严地挺直站立、叉腿站立。——译者注

一朗站在击球员位置时常用的方法。稍稍弯曲膝关节，用膝关节的支撑力站起来。做这个动作使用的力道让膝关节充分体验到了发力的感觉。"咔嚓"，同时你也能实实在在地感受到禁锢在肩膀上的那股劲儿被释放了。松了劲儿后，你的身体马上就能变得舒坦。躁郁人一直以来就是这样紧绷着生活的，而这样活着，不累才怪。当然这都是我的猜测，不管你是否认同，我都提供不了相关医学证明。如果你真要和我较劲，那你先拿出你的医学证明来解释一下什么是躁郁症再说。总而言之，除了观察自己的心肺，我真找不到更好的办法了。

放松了，你的心肺以及胸腔会感觉特别舒服。试试看，你是否感受到了？这可能需要练习，多尝试几次你就能学会了，再把意识集中起来，感受会更加清晰。为什么？因为你一直站着。

怎么样？你做到了吧？

这是非常简单的道理，只要你放松，你的心肺就会高兴。虽然如此，但你的身体依旧是紧绷吃力的。为什么你已经放松了，你的身体还要紧绷着？与此前一样，因为你一直站着。

躁郁人很喜欢站着工作。在躁狂状态下，躁郁人连睡觉都会感到不舒服，能避则避。他们兴奋过度，难以入眠，甚至没有一丝睡意。所以，躁郁人在一天内的大多时间都会站立度过。从肌肉的运动原理来看，肌肉需要心脏通过血管把从肺吸入的氧气融到血液里输送给肌肉。如果你一直站着，肌肉无法休息，心肺也当然不能休息。你的身体完全变成了一家 24 小时营业的便利店。抑郁状态是侵入这种不眠状态的病毒，具有消退不眠症重新启动困意的效果。

这里我给你提出一个要求：自我克制。虽然"自我克制"这个词不被我们躁郁人待见，但我们偶尔命令自己的身体自我克制还是可以接受的。

怎样自我克制？很简单，躺下就可以了。躺下后，我们的心脏没必要拼命往脚趾输送血液了，也没必要拼命运送血液返回。躺下后，我们全身的高度相对一致，心脏的负担会明显减轻。

请你躺平吧。发挥你擅长的感受力，感受一下你的身体有什么变化。

躁郁人善于想象，我们一起想象有一个体力劳动者正在从上到下、从下到上在东京塔狭长的楼梯里搬运货物。当我们躺下后就如同把东京塔水平横放了一样，高塔瞬间变成了宽敞的平房。这样就好理解多了，你觉得是在高塔里搬运货物更轻松，还是在平房里搬运货物更轻松？当你躺下后再想象这个情景，你能更加清晰地体会到心脏和肺明显地轻松、舒服了很多。此时，你的心脏如同泡温泉时蹲在水里憋气，然后突然蹿出水面"噗"地呼了一口气，瞬间充满被解放的轻松感和敞开的快乐。

你只需依葫芦画瓢即可，赶紧体验一下吧。你必须记住：体验是躁郁人的生命。躁郁人天生喜欢体验，通过体验他们可以品尝从未体验过的新东西，这足够让抑郁缓解很多。我可以断言，吐故纳新、尝试新事物是很有效果的治疗方法。

怎么样？这种轻松感是否完全否定了你之前的站立习惯？这就是观察和调节身体的重要实例。

现在，你已经感觉轻松了很多。只要你勇于躺下，便可以感觉到轻松。哪怕只是做给膝盖松松劲儿这种小动作也可以达到放松的效果。躁郁人小时候经常故意摔倒让周围的人担心，其实这也是一种给膝盖松劲儿的方法，而且非常自然。可以想象，大家一直以来都在无意识中探索自然治愈力的方法。

这就是神奇的躁郁人，你可以假装摔倒在地上，然后在地上静静地躺一会儿。与紧绷着身体艰辛地站立相比，你仔细感受一下躺着有多轻松。你别忘了问自己能否做到："嗨，亲爱的我，你现在想站着还是想躺下？"如果你的回答是"想站着"，那么意味着你的躁狂状态依然在持续。你的大脑依然在分泌"毒素"，即使躺下也难以入眠，无法安静下来。既然如此，你不如干脆到外面尽情折腾够了再回来吧，反正别人拦也拦不住。躁郁人更喜欢随心所欲，所以你尽情地做自己想做的事吧！同时记得时不时地假装摔跟头躺下。如果你的回答是"想继续躺着"，那说明你可能真的累了。即使你现在的情绪不错，但身体已经累了。这是一个很重要的节点。如果你在疲劳到来之前及早发现并加以精准调节，便可以在抑郁发作前恢复平静。如果你已经开始抑郁了，那么让身体松松劲儿远比紧绷会轻松很多。

　　睡觉时也有放松的方法。你睡觉是否习惯仰卧？如果是，请保持仰卧姿态，伸展双手和双腿，同时集中意念体会内心感受的变化。通过这样的探索找到最让你舒服的姿势。我最舒服的姿势是双手和双腿尽量张开，能张开多大张开多大。不过这种方法不一定适合所有人，毕竟还存在个体差异。每个人的心肺功能也各不相同，所以请你找专属于你的、让心肺感觉舒服的最佳姿势。有时候相比仰卧，俯卧更舒服。还有很多能让你舒服的姿势，比如仰卧的时候把毛巾卷起来垫在腰下，形成腰部微抬的姿势，这样也会很舒服。

　　不过，你千万别忘了要及时观察每一个动作前后的情绪和心脏负担的变化以及感觉是否舒服。仔细观察这种变化的过程也是一种治疗手段，它属于躁郁人最喜欢的"吐故纳新，尝新鲜"。

　　怎么样？你感觉是否很好玩？自己当自己的专属医生原来如此简单，何乐而不为？

　　我敢断言，躁郁人都是医生。现在，你正自己治疗自己，这很像医生在参加讲习会。这时如果有人夸你一句"你是一个真正的医生"，那么躁郁人必然高兴得手舞足蹈。我知道你必然会高兴，所以我才这么说，即我在用你的高兴治疗你的抑郁。如果你觉得有趣，那么说明你的抑郁状态减轻了，当然这是不观察无法发现的。

第九章
CHAPTER 9

抑郁的奥义三：
把自我否定关进引号

前文也讲过，如何度过抑郁是我们躁郁人最想知道的事情，然而我们的每一次努力都是竹篮打水一场空。

描写躁狂状态的书有很多，光北杜夫 ① 就写了不少，但描写抑郁状态的书就少得可怜了。如果你为阅读有关躁狂状态的内容而感到高兴，说明你已经处在躁狂状态了。我说过很多次，躁狂的时候你的脑回路会变得非常以自我为中心，听不进他人的劝慰，更不考虑自己会抑郁，要不要提前防备之类的事情。

然而，一旦你开始抑郁，便饶有兴趣地开始探索"我是什么"的问题，而且只有抑郁时你才会对此感兴趣。问题是这时你大脑的思考回路已经发生短路，导致你不再客观，不再有条理，你越努力探索，越手忙脚乱，连探索的方法都方寸皆失，只能胡乱探索一通。这一点我在前面的章节里反复强调过了。就这样，你疯狂搜索网络上有关躁郁症的信息，结果发现都无法参考，于是继续查找汇总躁郁症相关信息的网页。通过

① 本名斋藤宗吉，日本作家、精神科医生、医学博士。——译者注

疯狂查找，你搜集到了一些三流作者写的所谓"躁郁症无药可救"之类的文章和那些赚取页面点击率的文章，于是你的大脑被塞满各式各样说躁郁症无可救药的文章，你只能硬着头皮开始阅读。

今天我想展示一下我如何应付抑郁——那个被称为"无可救药"的状态。

在我抑郁之前，会有预抑郁，而预抑郁之前则必然有躁狂状态。躁狂状态中的我相当厉害。什么是躁狂状态？一天狂写 100 多页的原稿纸①，还要在推特上同步发布。我的目的很简单，只要有人看到我写的文章即可，毕竟是自己的思想精华，这完全可以理解。但是一旦我闪现一个想法，就在闪现的那一刹那，不对，更确切地说，在想法冲出口之前，我就已经拿起电话胡乱拨了。拨通后高调地向电话那头宣布我有新想法，我要立即实现它。

不过现在大家都知道如果我突然给他们打电话肯定又躁狂了，所以好多人不会接我的电话。虽然挺让人失落的，但也算是一个没办法的办法，对非躁郁人来说，和躁郁人相处是一件非常累的事。躁郁人一天 24 小时都像是喝醉了酒，说他是

① 日本文章的字数要求一般用原稿纸页数来计算。原稿纸是 20×20 的方格纸，共 400 字。100 多页的原稿纸共有 30000~40000 字。——译者注

酒鬼但他又没喝酒，根本不可能像醉酒一样睡倒，反而说他像药性发作了一样可能更贴切。你觉得有人喜欢跟这种人在一起吗？而且别人还不能质疑、反驳他，一旦他不顺心便会吵闹，总之躁郁人非常麻烦。

如果躁郁人这样固执下去，一定会变得没人理睬，没有朋友，然后越固执、越抑郁。所以我是这样打破这个恶性循环的：只给事先预设好的人打电话，向他宣布我在躁狂状态时闪现的灵感。

这个方法太简单了。像买了新电脑使用前需要进行初始设定一样，毕竟躁郁人完全在靠感觉生存，如果不这样设定，无论是躁狂状态还是抑郁状态，躁郁人必然会出现过度情绪化。加之躁郁人的思维跳跃大，每次都有新想法，情绪化的行为常常推陈出新、花样百出。躁郁人原本不擅长整合，一旦开始思考大脑内更是一片狼藉了。正因如此，躁郁人常被周围的人误解为整天疯疯癫癫、胡说八道。但是，只要你设定好了初始设定，便可以避免诸多尴尬。

设定好了初始设定后，你千万别忘了选个显眼的地方把它贴在墙上。请注意，仅靠大脑记忆是不靠谱的。总而言之，我们的大脑像一座用沙子堆成的城堡，稍微风吹雨打便会面目全非，所以常备一个外接硬盘应急是一个万无一失的上上策。

之前我讲过，我从事文学、美术和音乐的创作，这些领域给了我实现和展示灵感的无限可能（这也是治疗的一个环节）。虽然我每天的产出内容非常丰富，但我还是会不厌其烦地每天把新作发给负责相关领域的亲友看，即我会将我每一个闪现的灵感，按领域分类发给不同领域的朋友。其中，橙书店的久子是我叨扰最多的一个。当我恳求她"一旦我有了新灵感，行动之前先和你联系"时，她爽快地答应："任何时候都没问题，请放心联系我吧。"

你要尽量锁定一个目标发散你的能量。别问那么多为什么，因为你的思维杂乱无章。锁定后虽然只有一个发散对象，但只要保障沟通畅通无阻，你便可以感到很舒畅。

保障沟通畅通无阻很关键，因此你必须选定一个对你感兴趣的人作为你的发散对象。总体来说，躁郁人很擅长吸引他人的注意，大家身边应该不缺这样一位人选。但一旦你抑郁得忘乎所以时，会将脑中的记忆全部抛到九霄云外，所以你千万不要在抑郁时进行初始设定。

那如果你现在急需帮助怎么办？也没问题，你拨打我的电话即可。但如果你已经抑郁，那么抑郁中的你是无法应对抑郁的。所以，请你千万记住，在抑郁开始之前采取应对手段才是唯一的有效策略。不过你需要把握准节点，如果你已经在抑郁状态中，你会说"别扯那些没用的，赶紧结束我眼前的痛苦"。与此相反，如果你在躁狂状态中，那么我介绍的这些内容根本就进不了你的眼睛，而且此时的你对抑郁的恐惧感已经彻底消失，所以即便看见了也不起任何效果。

为此，我又为大家准备了一个"镇郁"宝物。和我一样，大家都体验过抑郁后不能出门的痛苦。那时大家浑身无力、不想动是一个原因，但还有一个更重要的原因是过分在意别人的眼光。

一旦你告诉别人躁郁人的身体能动，他们会马上委派你"那就把碗洗了吧""上午到公司来一趟"等一堆乱七八糟的任务，所以绝对不要告诉他们。抑郁时你还要尽可能回避接受他人的委托。当然被委托去做你喜欢的事就另说了，但如果不是，那么你坚决不做。

我写了一大堆，那躁郁人的身体到底是能动还是不能动？答案是能动。所有"连被窝都出不来""动弹不得""像僵尸一样直挺挺地躺着"等均是说辞，仅仅是你的愿望而非事实，意思是"我想睡，我不想从被窝里出来，我想像僵尸一样睡个踏实"。还有你常挂在嘴边的"一死了之"，它的真正意思是"像死了一样睡个踏实，既不用吃饭，也不用洗澡，一股脑儿地睡个够"。

明白了这些隐藏在背后的意义，你应付抑郁的方法必然会有所改变。下面请大家列出"我不能做"的部分，再分析一下你藏在背后的欲望。

【郁语】→【意义】

出不了门。→不想出门。

在被窝里爬不起来。→想舒舒服服地待在被窝里。

一死了之。→想像死了一样什么也不用干。

我什么都不会。→我什么也不想做。

连简单的打扫卫生都做不好。→不想打扫卫生。

人生没有意义。→现在不想探究什么意义，只想默默地活着。

显而易见，你没必要自怨自艾，觉得自己一无是处。你千万要注意对你背后的欲望保密，不然非躁郁人知道了必然又嚷嚷："嘿，你给我起来呀。"因为他们的逻辑是"既然明白所有道理，那就赶紧爬起来"，所以千万不要让他们知道。为了防止泄密，你不要和他们争辩说"不是不能动，只是我现在想待在被窝里睡觉，一直睡到死"这种话。

你不需要做任何改变，坚持至今为止的做法，因为你之前所做的一切都是正确的。如有错，错不在于你，而是你对"郁语"的解读错了，即所有错误的成因完全归咎于语言学。

我们躁郁大学是一个集心技体为一体的大学，是一个各路英才汇集一堂的大学，我是其中的一个成员，我来自语言学专业，专攻"郁语"研究。"郁语"是一种不需要也没必要要求他人听懂的语言。它的本质是你真正的想法，被日语（第一语言）强行过滤后扭曲成语言的形态了。

如果不注意观察，你无法辨识"郁语"与日语的不同，连非躁郁人都误以为那是非常地道的日语。但它们同音、同形、不同义，甚至更多时候表达的意义完全相反。因此，一旦你把它说出来，它马上会变成声音回荡在你的大脑里，在不知不觉中让你囫囵吞枣，不假思索地接受它的日语意义，所以尽量不要给它变成声音的机会。

不过，即使你做得万无一失，也止不住非躁郁人主动来询问。万一他问你："想到外面吹吹风吗？"你只需点头即可，就当他是一个间谍，你不可以在他面前轻易吐露自己的真正想法。或许你会被烙上"懒人"的烙印，那也无所谓，如果你想继续睡，只要与往常一样弱弱地说一声"我很难受，起不来"就可以了。但你别忘了，虽然你是这么说的，但实际并非如此。这便是我要教给你的秘诀。你要时常关注抑郁时的自己，模仿同声翻译器的样子和自己说说话、谈谈心，这样你的身体会开始动起来。记住，既然是秘诀，秘而不宣地实践才有效果。

躁郁人很喜欢心情舒爽的感觉。我在接听生命热线时，经常被电话那头的人抱怨，说我嬉皮笑脸，他们会训斥我说："我已经快抑郁死了，你还不正经！"我在这里向他们郑重道歉，我是一个怪诞到连参加葬礼时都会忍不住笑的怪人。唯一一次例外是在我祖父的葬礼上。祖父生前常跟我说"我死了你要笑"。可是在老人家灵前守夜的晚上，当时大家正在一起打麻将，不知道为什么，我突然产生了一种强烈的自责感。

著名画家大卫·霍克尼（David Hockney）说过："不要自

责，如要指责什么，那就指责作品。"我在陷入崩溃深渊的大学时代看到了这句名言，那一刹那，我崩溃的身体悄然变得轻松了。这些至理名言既受大家欢迎又能让人心情舒爽，太珍贵了。

无论是名言还是平常说的话，最终都是说给我们自己听的。我是一个以著书为生的写书人，所以对此感触更深一些——话是说给自己听的，因此，我的所说之言才能说到读者心里去。一篇文章能沁人心扉，这并非因为措辞技巧非常高超，而是意味着遇见了同病相怜又能推心置腹的好朋友。正所谓言如其人。

说实话，本书我写的所有内容都是说给困苦中的我自己听的。我再强调一遍，这不是专门为你写的，而是我写给自己的文章。但也许即使我强调，你依然一厢情愿地认定书里讲的是你的故事，这就是语言的魔力。这说明你和我对这些语言有了同样的感触，证明你我都是躁郁人。这又是躁郁人不可轻视的一面，需要你去深入体验。

让我们一起邂逅躁郁人和非躁郁人的不同吧。正如现在，我在写，你在读，然后你感叹我描写的正是你的此时此刻，这便是躁郁人的邂逅。只有邂逅了才能体会彼此的语言。回忆一下当初你抑郁发作的时候，你是不是在嘀咕："以前我挺爱读书的，现在却读不进去了，好奇心也没了。这样下去我必然会完蛋，或许我死了更好。"简直狼狈不堪！你再看看现在的自己，是不是正捧着我的文章读得津津有味？反差太大了，我再提醒你，这又是一个重点。

现在的你，为什么又能津津有味地读这篇文章了？因为你对这篇文章感兴趣，所以才会读。因此，以后别再轻易嘀咕"没有好奇心"这种陈腔滥调了。不对自己抱怨，即坚决不把怨言说出口。即使你努力不想把它说出口，但还是忍不住，那么想对自己抱怨的时候该怎么办？那就干脆把它写出来。

＜例文 1＞

我真是一个毫无用处的废物。情绪好的时候我会接二连三地吹牛说自己擅长这个，精通那个，那都是我情绪高涨、自信心爆棚时吹的牛。其实我是一个懦弱无能的人。独自一人的时候，我永远提不起精神，连一个好友都没有。平时吹嘘一下自己有多大本事也就算了，我还在推特上大肆炫耀，然而其实没有一项技能我敢说自己有信心，无一例外都是被行家狂虐秒杀的水平。不仅如此，我还厌烦成性，因厌烦半途而废的事数都数不清楚了。我情绪一上来便开始吹牛，这也会，那也会，牛皮越吹越大。我除了会吹牛一无是处，如同走夜路时吹口哨壮胆一样，我因为没有信心所以吹牛壮胆。我连个好友都没有，只是一个孤独的大傻瓜[1]。

---

[1] 此段文字为作者用郁语表现抑郁情绪，原文体现了郁语的杂乱无章和反复重述的特点。翻译过程中尽可能保持了原文的风格。——译者注

这是我在手机的备忘录里记录的部分内容。这一连串的自我否定真是华丽啊，如果我称第二，再无人敢称第一了，这可以说是自我否定的教科书级的范文了。

让我们再仔细挖掘一下里边有没有有关我的长处的描述，果然一句都没有，甚至连一个字都没有，太过分了。如有，除了一死了之别无他法，人废到这个程度是活不下去的。可是你并没有死，这么多年依然活下来了，这说明你和他人一样有所短也有所长。所以这世上不存在一无是处的人，也没必要夸大其词全盘否定自我。

躁郁人喜欢夸大其词，大有"语不惊人死不休"之势。比如例文 1，这的确出自我手，但现在回头再看时我觉得羞愧难当，太丢人了。但我也不是一无是处，毕竟我诚实地表达了自己抑郁时的内心动静，这种丝毫不加修饰的诚实值得我们给予肯定。但问题来了，既是丝毫不加修饰的诚实，又是夸大其词的表述，是否过于矛盾了？你要这么想那就对了，事实的确如此，躁郁人对客观理解从来不屑一顾。

如何解释躁郁人对客观理解不屑一顾呢？不难理解，因为客观理解是一项由大脑负责完成的工作，所以大脑的正常运作是它得以实现的必要前提。如果大脑无法正常运作，假如大脑认定蓝色不是蓝色，而是红色，那么当躁郁人看到万里晴空的时候会发生什么？他必然会惊呼。当然他也不接受任何善意的提醒，他的大脑早早关闭了体内的另一个自我，如否定了

"天空怎么可能是红色的，那是眼睛误把蓝色看成了红色，稍微坚持一下就能看到是蓝色的了，不要那么紧张"这种异议的所有可能。其实所有可能提出客观劝解的另一个自我早已被他自己尽数摧毁，荡然无存了。唯有大脑能为我们提供客观思考，一旦大脑错乱，那就不可能存在所谓的客观思考了。

回到前边的话题，抑郁时艰辛地试图为你提供客观思考的另一个自我此时也许开始发牢骚了："你看到的确实是红色的天空。虽然有'蓝天'这个词，但你看到的是红色的。确实有点不正常。好了，我现在也看到红色的天空了。这肯定不是错觉这么简单的问题，或许是哪儿发生山火了？不过很像书上描述的原住民①的旗纛②，在阳光的照耀下呈现出漫山遍野的黑红色。太像了，毫无疑问我们已经卷入了一场惊天地、泣鬼神的纷争。既然如此恐怖，那我们还不如趁早死了痛快。不过我觉得你说的那个客观看待还是值得我们再去探讨探讨。"这下好了，彻底不知该如何是好了。

也许你们心里正在嘀咕："够了够了，快点告诉我具体该怎么做。""哎哟，你是否抑郁了？读书的速度能不能快点儿呀。"接下来，我就告诉你一个简单明了的答案。自我否定文很像读后感，我们躁郁人并不喜欢，但有时不把它写出来心里就会堵

---

① 日本原住民阿伊努人。——编者注
② 饰以鸟羽的大旗。——译者注

得慌，甚至大脑会错乱，所以大家都想方设法地发泄，但结果往往搞错了发泄的方法，反而弄巧成拙带来了更多的扭曲。发泄需要一定的技巧，你只需牢记我提供的技巧即可，那就是"自我否定句加双引号"，就这么简单。接下来我们一起试试看吧。

＜例文 2＞

"我真是一个毫无用处的废物。"

"情绪好的时候我会接二连三地吹牛说自己擅长这个，精通那个，那都是我情绪高涨、自信心爆棚时吹的牛。其实我是一个懦弱无能的人。"

"独自一人的时候，我永远提不起精神，连一个好友都没有。"

"平时吹嘘一下自己有多大本事也就算了，我还在推特上大肆炫耀，然而其实没有一项我敢说自己有信心。"

"无一例外都是被行家狂虐秒杀的水平。不仅如此，我还厌烦成性，因厌烦半途而废的事数都数不清楚了。我情绪一上来便开始吹大牛，这也会，那也会，牛皮越吹越大。"

"我除了会吹牛一无是处。"

"如同走夜路时吹口哨壮胆一样，我因为没有信心所以吹牛壮胆。"

"我连个好友都没有。"

"只是一个孤独的大傻瓜。"

我给刚刚写的例文 1 加了双引号，并重新分了段落。

抑郁中的躁郁人一旦开始对自己说怨言，就会如同连珠炮开火般不分段落、杂乱无章，所以我分好了段落。

那加双引号有什么意义呢？没别的意思，仅仅是替代不会客观思考的你推演了一次客观描述罢了。加双引号意味着这是某个人的发言，但有一个要领，即千万不要把自己当作发言的那个人。比如例文 1 里都是我的发言，我的名字是坂口恭平，所以不能用坂口恭平这个名字，那就用一个猴子的名字——乔治，你来回答乔治的话。

下面是记录了猴子乔治和它的朋友坂口恭平的对话。

＜例文 3＞

乔治用日语说："我真是一个毫无用处的废物。"

"啊？"

听了乔治的话，坂口恭平大吃了一惊。当然，这是坂口恭平第一次听它讲话。乔治是一只猴子，而且是一只日本猴。果不其然，乔治会说日语。

"情绪好的时候我会接二连三地吹牛说自己擅长这个，精通那个，那都是我情绪高涨、自信心爆棚时吹的牛。其实我是一个懦弱无能的人。"乔治用日语继续说道。坂口恭平怀疑这肯定是电视台为了做节目在偷拍，也可能是吓唬人取乐的恶作剧栏目，于是他开始小心翼翼地观察四周的情况。

"独自一人的时候，我永远提不起精神，连一个好友都没有。"乔治看着坂口恭平的眼睛说。坂口恭平决定反治一下这个节目，于是试探性地顺着乔治的话说了下去。

"你觉得我不算是你的朋友吗？"

坂口恭平这么一问，乔治陷入了沉默。但很快乔治又开始了自我否定的抱怨，它的脸涨得通红，眼泪几乎要夺眶而出。

"平时吹嘘一下自己有多大本事也就算了，我还在推特上大肆炫耀，然而其实没有一项我敢说自己有信心。"

此时，坂口恭平缓缓拿出了一个小小的太鼓①尽情地敲了起来。可能乔治的身体记忆依然还在发挥作用，所以刚刚还在双手抱着头烦恼不已的乔治，马上跟着节奏扭动了起来，但很快它又摆出一副反省的姿态。

"这不是还可以嘛！刚才是简单模仿了一下阿苏火山②山腰'耍猴剧场'，原来我们配合得如此默契。我就选你了，让我们通过才华给人们带来欢乐吧，报酬肯定比别人低很多，而且我们表演的时间更长，高兴了还可以不要报酬。你的日语讲得如此流利，我决定你将成为我们精心包装、大力推广的新主角了。"

---

① 日本的代表性乐器，形状有大有小，像啤酒桶。——译者注

② 一般指阿苏山，是日本著名活火山，也是日本气象厅长期观测的火山，位于九州岛熊本县东北部，是熊本的象征，以具有大型破火山口的复式火山闻名于世。——编者注

"无一例外都是被行家狂虐秒杀的水平。不仅如此，我还厌烦成性，因厌烦半途而废的事数都数不清楚了。"

乔治无视坂口恭平说出的激励话语，继续摆出一副反省的姿态，持续着它的自我否定。

"乔治……你呀，我感觉你什么都会。你可以摆出一副优雅的反省姿态，讲着流利的日语。世界上这样的猴子只有你一个。"

"我情绪一上来便开始吹大牛，这也会，那也会，牛皮越吹越大。"

"会吹牛的猴子，这还是我第一次听说。会用日语说'早上好'的猴子可能有，但会吹那么复杂的牛的猴子应该没有吧，你这家伙挺有才的。"

"我除了会吹牛一无是处。"

"所以呢？"

"如同走夜路时吹口哨壮胆一样，我因为没有信心所以吹牛壮胆。"

"这还敢说没自信？别再凡尔赛[1]了。"

"我连个好友都没有。"

"没有好友这种事也可以拿出来炫耀？你这么努力装出一副痛苦的样子，是为了在我身上证实一下你什么都会的事实吗？"

---

[1] 网络流行语，语言使用者通过委婉方式向外界不经意展示自己优越感。——译者注

"只是一个孤独的大傻瓜。"

"好好好，我懂了。我说这位会讲日语、孤傲而满腹经纶的——乔治先生，你把摄像头藏在哪儿了？这是在拍节目，对吧？"

好了，咱们的小剧场就此告一段落。

不管你是在抑郁情绪中无法制止自我否定，还是严重到发展成自我否定的时候，只要你给所有的自我否定句加上双引号，便瞬间变成了一出话剧。你现在已经是一名名副其实的编剧了，而且你越抑郁写出的剧本越多。当然，如果你喜欢称它是"小说"它便是小说，那么你又成了小说家。而且小说的字里行间充满了源自你内心深处的真实感受，给读者带来了无比精彩的体验。既然你已经给自己冠以"小说家"之冕，那么你也不用太过在意作品能不能出版了。网络是个不错的选择，既自由又方便，谁都可以上传并发布自己的作品，即便作品是胡编乱造的也无所谓，顺手把它公之于众挺不错的。既然这件事如此有趣，你为何不做呢？

躁郁人每时每刻都在幻想自己会不会一不小心红遍天下，所以一旦"嗅到"可以做主角的苗头，抑郁瞬间便痊愈了。实在是太过分了，居然因为做不了主角这么一件小事，便大发脾气、耍小性子，还专挑自己的不足吹毛求疵地贬低自己。其实躁郁人满脑子都是想当主角，想干一番价值非凡的大事业。

　　躁郁人绝不甘心步人后尘，更做不到忍耐。他们是一群时刻准备着向世人宣布自己是小说家的人，绝对不会错过任何一次机会。为了向世人宣布自己成功，他们宁愿在家挨饿也不想去兼职打工耗费时间。这有什么不好的吗？当然没有，既然你已经这样选择就保持你的自信吧。不管梦想现不现实，只要足够大就可以了。躁郁人从不正视现实，他们甚至根本不懂什么是正视。无论是正视还是斜视，只要实现了自己一夜暴富、一举成名的梦想，那些都不算什么。真是一群可爱的以自我为中心的人。

　　神奇不神奇？消失已久的以自我为中心的思想现在已经悄然回归，静静地浮出了水面，这表明你的抑郁正在消退。好玩吧？这是我珍藏数十年的独家秘方，不许你们随便地教授他人。我们的目标不是教授他人，而是善用这个秘方源源不断地成为编剧、小说家甚至好莱坞导演。相比日本的名人，人们好像更喜欢好莱坞的名人，但只有圈内人才懂的"相比詹姆斯·瑟伯①（James Thurber），我更喜欢爱搭讪的村上春树"这句话隐藏的意思，这些独特的风格正是躁郁人的优秀之处。趁此机会我再说一个精彩论断吧。

---

①　美国作家、漫画家、编辑。以高冷滑稽的讽刺小说著名。作品有《当代寓言集》《当代寓言集续》《追赶彩虹的男人》等。——译者注

"天下事，唯有利、高兴是营养剂。"

这个论断我觉得非常准确。

从今往后请你不要再为"认真改变自己的不足"这种蠢事而付出努力了，努力是你的敌人。事实可以证明一切。不管怎样，我们还是先练习一下如何修改自我否定句吧。你可以喜欢怎么改就怎么改。为了能够做到随心所欲，我们还得探索一些简便的方法。

躁郁人抑郁久了便会遭到很多批评、嘲笑和伤害，于是他们不得不小心翼翼地把自己向往自由自在的性格深深雪藏。但这样反而雪上加霜，抑郁症更难治愈，远不如参考我写的这篇文章，参透其中蕴含的随心所欲。

首先我们要做的是制订一个方案，即写出一篇自我否定的文章。文章写出来后便有了接下来进行作业的框架。或许你这时会感到一头雾水，但不用考虑太多，你想怎么写就怎么写，只要编出一段自我否定的文章就算大功告成。之后给它们逐一加上双引号，创作一组怪诞却有趣的对话。这里不存在写错这个问题，但千万注意不要在双引号里有生气的母亲、老师或老板登场。如果他们有必须登场的需要，那么跟漫画《史努比》里的老师一样，让其身体的某个部位稍微闪现一下就足够了。不要让他们说话，不要让他们进入我们的自由国度。我们的国度里只有自由和随心所欲，在这里我们可以做任何事情。我想你早已胸有成竹地想好要干什么了，但还是有点抹不开面子，有点顾虑，所以仍旧难以启齿，这正是你感到不舒服的根本原因。回想一下刚才登场的主人公乔治吧。它是一只猴子，所以想吃便吃，也不用付钱，随手拿起香蕉便可以随心所欲地就地享受。你也是自由的，你可以自由行动。

我顺便再追加一个要点吧。

"我知道我可以自由行动，但我不知道自己想要做什么。"

有这样的人吧？他是被非躁郁人洗脑了。请你先回答以下三个问题。

问题 1："想睡觉，还是想起床？"

问题 2："喜欢做在外边抛头露面的工作，还是喜欢做在家独自面对电脑的工作？"

问题 3："蓝色和红色，你喜欢哪一个？"

如果三个问题你都答不出来，说明你非常危险了，请马上拨打生命热线。放心，虽然我常常随心所欲地开玩笑，但生命热线是随时保持畅通的，我不会拿生命热线开玩笑。

只问这三个问题，大多数躁郁人就都能豁然明了——不是不知道自己喜欢什么，而是问自己的方法错了。千万不要问自己关于未来的具体细节，即使问了也是白问，因为到了明天它必然面目全非。躁郁人需要精心呵护。

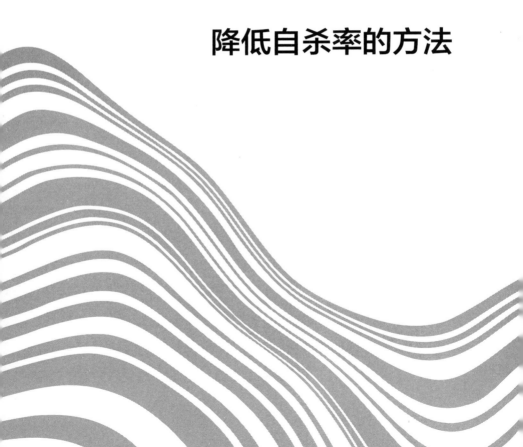

第十章
CHAPTER 10

降低自杀率的方法

　　本章的内容建议非躁郁人也仔细看一下。不过我依然会从躁郁人的特征开始说明。

　　在上一章我说过，躁郁人的本质是不善于内省，也不会反省。然而事实上，躁郁人一旦开始抑郁便开始既内省又反省，疲惫不堪却无法自拔。

　　"你怎么能这样？你这个人渣。像你这种人来到这个世界就是给全世界添乱。赶紧消失吧，你这个没用的东西，麻溜地从这个世界消失，去死吧。"

　　这样的谩骂和诅咒成何体统？但问题是为什么躁郁人如此嫌弃自己呢？

　　躁郁人唏嘘叹息的狼狈样子看上去像极了心怀鬼胎的阴险之人，但事实上大家都一样，仅仅是因为想叹气所以叹气罢了。躁郁人所谓的烦恼也是这个道理，不存在任何个体的差异，甚至他们说话也如出一辙地像复读机，让人忍不住发笑。我在接听生命热线的时候，当听到躁郁人千篇一律的抑郁哀叹时，一不小心便会忍不住笑出声来。当然我不是恶意嘲笑他们，而是因为感到释然放心才笑出声的。当我说"哀叹吧，请你继续哀叹，你可以哀叹人生的一切。对，你的确是废物。你自己看看吧，你会什么呀？你不会洗衣服，不会聊天。干什么都笨手笨脚的，碰倒了这个，摔坏了那个。开始工作的时候明明好好的，但干着干着你的人际关系却变得一塌糊涂，在公司待不下去了，你只能辞职。你平时挺风趣幽默的，但回到家后就闷闷不乐，动不动就开始思考什么死呀活呀之类的事情，对吧？"的时候，经常有人惊奇地问我："你全都知道啊？你是怎么知道的？你有超能力吗？"这时我会告诉他："因为我也经常说跟你一样的话。你要让我现在演，我马上就能模仿你演出来，甚至有可能替你过你的人生。"的确如此，我们都在重复着彼此。

不过，你不觉得有点儿奇怪吗？比如这个躁郁大学，表面上我好像为了经营好它付出了很多努力，但你稍微观察一下便会发现，其课程内容只不过是我日常生活中的一些琐事而已。大家明明知道真相不过如此，但还是像中了毒似的读得津津有味。为什么？因为它像一面镜子照出了你的生活，你会疑惑怎么把自己的事也写了进去。

坦白讲，对于上述问题我曾疑惑过。我的心理体验与你的不谋而合。我简直不敢相信这是真的，因为我一直认为这是我独一无二的个性，甚至坚信我是世界上不可替代的存在，坚信我的烦恼也是我这个唯一的、不可替代的存在独有的烦恼。

我还有一些想法更加难为情。比如，我曾以为"我好歹也算得上是一名作家了。之所以烦恼，是因为我作为一名作家，对人生的各种问题有很多真知灼见。虽然痛苦了一点，但这个痛苦是作为一名作家的入门修行，不然怎么称得上是作家"。这种想法并非偶尔出现，反而常常萦绕在我的思绪里。

然而，事实并非如我所愿，我终于悲哀地发现原来大家想的都和我一样，所有我引以为豪的"唯一、不可替代性"不过是躁郁人共有的特质罢了，甚至一样让人恐惧。烦恼中的怨言、无意识的口头禅都如同一个模子刻出来的，连标点符号都一模一样。

然而，从来没有一本书告诉我们这些真相。哪怕由医生告知也可以，但医生们也从未告诉我们。因此，广大躁郁人都被蒙在鼓里，他们对所有烦恼皆源自本性深信不疑，相信烦恼是一个说不清道不明的东西，即使说清楚了也不一定能被理解，也就是说，烦恼即无解。但自从我开设生命热线以来，随着接听电话的次数增加，我接触到形色各异的烦恼的机会也增加了。实际上，我每天断断续续地接听各种有关烦恼的电话长达两三个小时，这已成家常便饭。

常有人问我这是为了什么，这是因为我要研究烦恼。我当然不是研究烦恼的内容，而是研究烦恼这个行为的本质。但凡是人必有烦恼，时间长了人便会萌生结束生命的想法，于是有人自杀了。如果人没有了难以消除的烦恼，自杀也将随之消失。

我一年大概接听 2000 多人的电话，至今已经有 10 年了。换句话说，我通过生命热线曾与 20000 多位想结束自己生命的人直接对话。我发现了一个道理：无论你是谁，但凡是人都必有烦恼。

或许你可能觉得这是一件再理所当然不过的事情。但这是事实，甚至具备了可以被称之为"真理"的特性。可能有人会说："对啊，这我知道，但我觉得你在撒谎。"之所以他会说我在撒谎，是因为他认为"人绝对不会把烦恼告诉别人"。人们只会把"我有心上人了该怎么办""公司里遇到了这样的问题"等问题说出来跟别人商量。这些问题仅仅是一些与生存过程相关的具体烦恼，显然不能和"我是什么"的问题等同看待。因为它们本质上不同，所以除了生存上的烦恼，人们从不轻易谈论自己"活着的烦恼"。

我在生命热线里每天答复的咨询中有不少烦恼是关于"活着的烦恼"，即"我每天接到 10 件左右需要绝对保密的咨询——活着本身已成烦恼"。或许有人会惊呼："还有这种人，谁啊？绝不可能。"但我确切地告诉你，拨打生命热线的人里就有这种烦恼。当然，我们谈的过程和内容我都是要严格保密的，而且咨询者也匿名，所以其他人无法知道我们聊的具体内容。但当我发现有些内容非常重要，公之于众更能起到积极作用时，我会先询问咨询者的意愿，先向他们承诺我将处理好有关个人隐私的信息。大家通常都会欣然同意我的请求："当然可以，只要有助于解决别人的烦恼。"为什么他们会欣然同意呢？因为他们心知肚明大家的烦恼是一样的，所以他们不会纠结，觉得公开也可以，更何况还能帮助别人。

我为那些"无法与他人商量"的人提供了 10 多年的咨询服务，在电话交谈中我发现了咨询者有一个共同烦恼——别人会怎么看。

因为给我打电话咨询的基本都是日本人，所以这个结论也许只能反映日本人特有的问题。但根据我 10 余年的研究，我认为不能把这个问题草率地归因于日本人的特质，很可能是全人类普遍存在的共同问题。对于人类来说，所谓烦恼无非是"别人会怎么看"，除此之外，没有其他的烦恼。

然而，当你烦恼"别人会怎么看"时，根本找不到一个恰如其分的词用于表述，于是大家在各自的脑海里随意创造一些词汇来描绘它。在一些案例中，当事人毫无保留地接受了父母或配偶的说法，于是"别人会怎么看"开始披挂上"暴力"的盔甲。一旦这样，一定会出现许多自杀未遂的情况，事态变得每况愈下。包括这种情况在内，无论具体情况完全相同还是迥然相异，烦恼的根源永远都是"别人会怎么看"。

现在我们暂且搁置"烦恼"这个说法，试着用"在意他人的眼光到荒谬绝伦的地步"这个表述。我想大家应该有过对"荒谬绝伦"的切身体会，他人的眼光如同你正在迷恋的心仪之人，无时无刻不在吸引你的心绪。但凡是人，必然在意他人的眼光，所以我敢肯定所谓的烦恼不是你以为的"烦恼"，而是一种体质，而且这种体质并不是躁郁人独有的。

"烦恼是人类深陷别人会怎么看时造成的结果，让人不能自拔。"

人类不约而同地有着同样的烦恼，也许不能再将其简单地归结为"烦恼"了，应该说这是人类的基本构成要素。所以仅仅因为"别人会怎么看"而没完没了地烦恼，等同于烦恼自己是人类，这个想法太荒谬了。明知不会有答案，我们还要乐此不疲地寻找。如此下去我们将永远失去所有解决问题的可能性。人啊，该醒醒了。

我再次强调：世上从来没有所谓的烦恼。"别人会怎么看"和人会想上厕所一样，都是人类的基本构成要素，均属人类的本能。既然如此，为何不见因想上厕所而烦恼的人呢？

非躁郁人和躁郁人在这一点上完美一致，因为这是人类的本能。归根结底烦恼就是"只考虑别人会怎么看"。

我们从孩提时期起就担心"别人会怎么看"的时候，大多数父母只会将音量压低到足够温柔，淡淡地回一声："没必要在意别人会怎么看。"但你仔细想想，如此不负责任的安慰对孩子来说是否百害而无一利。在意"别人会怎么看"是货真价实的生理现象，而孩子的生理现象容不得父母半点马虎。

"是吗？爸爸妈妈也经常在意别人怎么看，我们也会经常感觉很没面子，很没自信。我们总是跟周围的人比较，心情会受影响，自己变得渺小又脆弱。只要你活着，这种事情一定会发生，这证明了你在成长，所以你不用担心。但你要知道，如果你不把这件事说出来给别人听，就会让你烦恼，所以你一旦发现了自己在意别人会怎么看就得把它说出来，这是唯一的万全之策，一点也不丢人。然而，如果你不把这件事说出来，你就会因为被别人的看法左右而感到紧张，一旦紧张你会萌生出'我非要做出来给你看'的想法。紧张是一种极具爆发力的动力。"

为此，我为大家准备了一个"树洞"——生命热线。不这样做，自杀者的数量就会只增不减了。自杀的本质原因是精神层面的基础建设问题。看到这里，我想大家对生命热线的重要性都有了新的认知。

实际上，所有人都可以轻松建造自己的"树洞"。烦恼的时候随便找到一个人，当然如果是亲友那就更好了，你可以告诉他最近自己陷入了过分在意"他人会怎么看"的负面情绪中，然后观察他有何反应。如果你运气好能找到一个富有亲和力的人，那么他肯定会说："是吗？我也是。"因为大家都知道那不是烦恼，只是一种生理现象。这是一个非常简单的不证自明的道理，但并非所有人都能理解它。如果恰好有人坚信光明正大的人不必在意他人眼光，那真是太好了。

不要再烦恼了，所谓的烦恼不过是自我想象，你没有任何精神方面的问题，所以赶紧"找到树洞倾诉"即可。处理起来就是如此简单。

大家可能很诧异我为什么没有烦恼。原因很简单，因为我一直以来坚持自信满满地、认真地在意别人会怎么看，这是人之本性。只有在意别人会怎么看，才能温柔待人。我是在意"他人会怎么看"的达人。

躁郁人们，让我们努力成为全人类在意"他人会怎么看"这个生理现象的"树洞"吧。

第十一章

不因他人一言而改变
自己的行为

"躁郁症患者不宜忍。"

确实是这个道理，本书中我也反复强调过很多次。总而言之，躁郁人绝对不可以忍。当然，不可以忍不等于不善于忍。大家都知道，躁郁人不仅善于察言观色，还擅长取悦他人，而且特别能忍，因此也活得非常矛盾。躁郁人一旦忍必然会抑郁，然而他们却很喜欢忍，甚至很多时候自己意识不到自己在忍。因为他们无论干什么都从不关注自己的情绪状态，反而将注意力全部集中在观察周围的事情上。

躁郁人的确善于精心观察周围的每一个细节、每一个人的情绪，唯独不善于观察自己，甚至对自己的变化没有感觉。前文中提过，躁郁人把全部精力注入观察周围的事情上，于是对"别人会怎么看"这个问题更加敏感。他们经常在缺乏自我观察的情况下莽撞地开始和别人比较，得出的结果永远充满了违和感。他们不理会自己内心的真实感受，不可能自然习得如何关注自己，因此我在这里传授一些技能。

理论上躁郁人自始至终都在考虑自己的事，但事实上他们永远看不透真实的自己。所幸神田桥医生为我们准备了很多有关这一问题的精辟建议。

我在写完上一章后，本书的责任编辑梅山指责我："内容虽然很精彩也很有意思，但你应该再多写一些神田桥医生的文章。"梅山——我的"灯塔"如此警告了我。我的另一座"灯塔"——久子也针对上一章内容发表了她的感想："指出自杀是精神层面的基础建设问题，恐怕你是第一个提出这个主张的人吧，太精彩了。"在"灯塔"的照耀下，我必须朝着自己的目标大步前进。

久子认为我保持现在这个样子很不错，但梅山提出了不同的意见，说希望看到我像一个教授一样平稳沉着。我理解梅山的意思，他想让我适当踩踩刹车。于是，两座"灯塔"的意见出现了分歧，我应该听谁的？只要有人建议该踩刹车了，我必须优先考虑这种建议，只踩哪怕一次刹车试试看，不过没必要把刹车踩到底。久子说可以，梅山说基本可以，将两者的意见平均便是虚踩刹车的意思。

在今后的生活中躁郁人必然会面临很多次这种纠结的场合，所以我的故事对大家有参考价值。但请记住，当你在自我感觉恰到好处、心身巨爽的时候被他人警告踩刹车，这时千万不要被怒火冲昏了头，失口反驳"不可能，我没问题"。因为这样你将前功尽弃，"灯塔"的意义也将完全失去。

"灯塔"也是人，他们为躁郁人点亮了灯，他们是我们的光芒，千万不要对光芒发脾气。只要稍稍调整心态便足够了，你的身体也会随着感觉舒服很多。"灯塔"不会插手阻止你做任何事，他们只会暗示你，让你去思考更好、更顺利的道路，助你在日常生活中更加顺心。

"'一条道走到黑'不适合你。"

当初读神田桥医生的这句话时，我释怀了，身体也倍感舒爽，那种感觉至今我仍然记忆犹新，因为从来没有人将这件事说得这么简单明了。曾经有一段时间，我常常责备自己做不到一条道走到黑，对任何事都没有毅力。明明就是做不到，我却忍不住责备自己为何做不到。

每当我开始自责时，我的脑海里便会浮现宫崎骏的身影。我很喜欢看有关宫崎骏的纪录片，经常反复观看。我记得在一部纪录片里，宫崎骏批评一个年轻漫画家说："你对植物一无所知，这样你能画好吗？"每当听到这样的指责，我感觉就像是在戳我的脊梁骨一样，于是我的情绪开始迅速低落。我在城市里长大，父母也不务农，所以我既不懂土壤的事，也不懂刻刀的技巧，因此对自己向往的工匠生涯抱有强烈的劣等感。

纪录片里的宫崎骏是一个孜孜不倦、富有探索精神的人，他一生追求动画事业，才华横溢，从不言弃。只要锁定目标他便会投入全身的精力，坚持不懈，让人敬佩不已。每次看到他，我都因自愧不如而痛苦，更奇怪的是，既然知道看了会痛苦，我还会反复看。

如果我在默默地看纪录片，说明我已经抑郁了。我不敢看故事片，因为我在抑郁时分不清现实世界和虚拟世界，对故事片里常出现的那种紧张画面我会变得特别敏感。但如果是纪录片我就能坚持看下去，有关创作的场景能让我心情平静，所以我经常看带有描写创作场景的纪录片，例如有关宫崎骏的纪录片。

　　我经常边看纪录片里的宫崎骏，边想象自己被他训斥："你看看你，以为自己很懂大自然吗？你既没玩过泥土，也没体验过山村生活，而且做事经常虎头蛇尾。"每当这时我就特别想哭，我想反驳他："你再厉害又能怎么样？漫画不就是趴在桌子上一笔一画地画出来的嘛。"然而我仔细一想，虽然都是漫画，但宫崎骏的漫画有自己的独特之处，他从来不用电脑之类的辅助工具，完全靠铅笔和纸在创造。这种充满了人文情怀的场景刺痛了我的心，压得我喘不过气来。

　　当然这也不能怪宫崎骏，只要看见他的形象我的心绪便开始动摇，觉得自己没法靠画漫画一条道走到黑。如果没有电脑，光靠一支铅笔我画不出任何东西，而且我还不懂大自然，总而言之，我真是人间失格①。

　　或许大家会想"至于吗？没必要想那么多吧"，但我做不到。每当看到这位一条道走到黑的、坚不可摧的顽固老爷子，

---

① 丧失了做人的资格，出自太宰治的著名小说《人间失格》。——译者注

我立即丧失了所有自信。

正是这个时候，我看到了神田桥医生的文章。

"'一条道走到黑'不适合你。"

我紧绷的身体放松了，实不相瞒，我止不住地流下了眼泪。我从没听说过如此简单明了的真理，这才是我寻寻觅觅多年的宝物，如一股甘露沁透了我干枯的身体。

邂逅了神田桥医生这位智者，我挥手阔别了学校教我的追寻理想人生的教条。在挥手的一刹那，我感悟到若没有智者为我指点迷津，我的人生必将荆棘载途。

于是我产生了一个设想，将来要以神田桥医生为榜样，成为一个像我父亲——为我指点了诸多人生迷津的慈父般的存在。之所以有这样的设想，可能是因为我已为人之父吧。宫崎骏常常忧虑大自然不断遭受污染破坏，忧虑这个世界将失去大自然，忧虑不再有大自然的孩子们。然而这样的宫崎骏做出的作品却是与电视捆绑在一起的动画。"这也太滑稽了。"邂逅了神田桥医生之后，我第一次反驳了有"艺术之父"之称的宫崎骏。实在抱歉，宫崎骏当然没有任何错，但我必须反驳他，哪怕在脑海中虚构也行，我实在太需要反驳他了。

躁郁人不仅人数少，而且他们从不向别人透露自己的人生经历。因此，躁郁人不可能在自己的圈子里找到可以参考的人生榜样。没有榜样的躁郁人很容易陷入非躁郁人为其构建的"成年人应有的姿态"的陷阱。

一旦陷入"成年人应有的姿态"的陷阱，躁郁人的特质将会被悉数抹杀。然而，现在还没有专供躁郁人参考的样本，所以躁郁人都拼命模仿非躁郁人，想成为他们。这样一来，如同曾经的我一样，躁郁人的身体开始变得紧绷、僵硬起来了。这是我们一定要忌讳的事情。

躁郁人不适合成为谁，他们只要放弃"成为谁"的执念，自然能找到最适合自己的状态。但我们的社会被非躁郁人提出的所谓的"成年人应有的姿态"占领了所有的空间，弥漫着一股强横的态势——横扫一切的、自由自在喜欢什么就做什么的生活态度。躁郁人发觉环境如此恶劣，原本轻松欢快的思想便开始消沉并逐渐消失。

这是每一位躁郁人都难以避免的问题。在这个非躁郁人的群体占大多数的社会里，我们躁郁人绝对不可以高声宣布我们的固有特征。为什么不可以？因为我们不想发生冲突，因为我们善于察言观色，因为我们是靠得心应手地迎合周围的一切才能存活至今的人。但如果安于现状，那么躁郁人永远是有缺陷的非躁郁人，难以实现躁郁人应有的生活方式。

处境如此艰难，但我们不至于绝望，只要我们轻轻地、悄无声息地拍拍自己的肩膀即可改变一切，秘诀已经摆在了你的眼前。躁郁人要学会"和自己打招呼"，我们吸收了太多来自周围非躁郁人的规范。当然非躁郁人不是恶意为之的，他们一直坚持认为成年人必须有成年人的格调，所以心安理得地把它传授给我们。这件事表明了他们有他们自己的一套教育体系，但这并不适合我们躁郁人。

躁郁人的首要任务是教育躁郁人"躁郁人不需要教育"，教导他们随心所欲才能过上快乐生活以及所有努力都是敌人的道理，直至躁郁人理解并认同不想做的事坚决不做。如果在热带雨林或大草原上，你可以随心所欲地生活。但这里不一样，这里是非躁郁人的王国，然而这个王国的缔造者却是躁郁人。

哪里有共同体兴起，哪里就有躁郁人的身影。但他们很快就疲劳了，之后，非躁郁人继承共同体继续运营下去，他们不再需要领袖，取而代之的是规则。如此一来，构造出一个无论领袖再怎么更替也不会发生巨变的稳定社会。今天的社会就是如此演变而来的，因此他们对我们躁郁人实施教育，不厌其烦地告诫我们不要破坏这个来之不易的共同体，要成为一个懂事且守规矩的成年人。

不过共同体现在已经崩坏了。大家观察一下周围，应该也能看出一些崩坏的蛛丝马迹。现在已经到了不得不建造新共同体的时候了。这个共同体需要领袖，而且这个领袖必须满足三个条件：一必须是躁郁人；二永远是躁郁人；三是只能有一个人。能满足以上三个条件的只有我，所以我建立了自己的新"政府"，我自封新"政府"的首相。你可能认为我在开玩笑，但这确实是我建立新共同体的领袖宣言。遗憾的是，社会舆论对我的评价依然停留在"轻举妄动""滑稽"。不过没关系，毕竟这些评价都是非躁郁人留下的。

我绝对不会轻言放弃，我会坚持屡败屡战，屡败屡战是躁郁人的特征之一。躁郁人健忘，即使撞到南墙受了伤，不管严不严重，一旦抑郁消退他们便会忘得一干二净，马上又重新开始新的生活。

我想你肯定经历过类似的情况，被批评过"开什么玩笑，你这个笨蛋"。当我向他人吹嘘我的新"政府"时，你是否觉得这像一个玩笑？躁郁人很擅长开玩笑，开玩笑没什么不好，如同游戏，如果出了问题，不玩就行了。不幸中的万幸，事态开始好转了，我也安心做了一回"三年寝太郎[①]"。

让我们复习一遍神田桥医生的文章。

"'一条道走到黑'不适合你。"

这回你牢牢记住了吧。既然一条道走到黑不现实，那就让我们拿出信心活得浅一点、广一点，也就是要浅而广地活着。

我们为什么要浅而广地活着？为了帮你更好地理解"浅而广"，让我们先了解一下什么是"深而窄地活"。现在的社

---

① 日本民间故事《三年寝太郎》里的主人公。故事讲述了一个睡了三年的年轻人为常年干旱的村民开发了灌溉稻田的水渠的故事。故事传达了不要被表面现象蒙蔽，不要忽略榜样的影响力的思想。——译者注

会限制我们的移动，我们需要心平气和地在家待着。在这种环境中我们必须活得有深度，但范围要窄，这种生活方式被称为"深而窄"。如果以流浪迁徙为主的远古人类被限制在一个地方从事既复杂又集中的作业，他们必然会被饿死。但如果要求他们活得浅而广，比如无论是树上的果实还是河里的鱼虾，能找到哪一个吃哪一个，反而更容易生存。充分发挥狩猎能力的必要前提是浅而广，且动态地看待事物。

"如不自我放任，躁郁的情绪波动必然会开始。"

善于迎合别人的躁郁人习惯了说"我怎么都行"，但实际上他们的同调压力①也很大，发现别人在勉强附和自己的时候他们反而会感到别扭，相比之下他们更喜欢附和别人。

你千万不要轻视这个毛病。躁郁人不仅会习惯性地附和他人，还常常随口答应别人的请求，但实际上他们并不情愿，因为他们根本没经过大脑思考就答应了。

我还是举例说吧。你的妻子做好了饭，孩子们也吵闹着说"肚子饿了"，而你正在埋头工作。这时，屋外传来妻子招呼大家的声音："吃饭啦！"可是你想继续工作，但又觉得这样对大家不公平，于是强压着想继续工作的想法，放弃手头的工作来到了饭桌前。然而，此时的你已经非常不情愿了。按理说

------

① 在一个集团内，就算你有不同的意见，也有一种无形的压力会使你不得不遵循大多数人的意见，不可以唱反调。——译者注

这是一件先把饭吃了再去工作即可以解决的不痛不痒的事情，但居然莫名其妙地变成了你的精神负担。

相比之下，如果当初你对妻子说："大家先吃吧。我的工作正在劲头上，如果中断了我会烦躁，还是让我继续安静地忙一会儿吧。你们不用管我，大概再过30分钟我也工作得差不多了，那时候我再吃。"这样你的心情会舒服很多，能继续工作已经让你很快乐了，如果此时再有一个人鼓励你"只要你喜欢，时间长一点也没问题"，你必然会更加快乐。当从细微之处入手，排除可能造成困境的因素，摆脱各种约束框架来行动的时候，你的心情将会如同充满气的气球被放了气一样轻松快活。希望大家也试一试，哪怕一次也可以，当遇到让自己两难的情况时拿出勇气尝试拒绝一次，勇敢地选择自己喜欢的事情，酣畅淋漓地享受一次。

只要有合理的理由，和别人说一声"我正在劲头上，很抱歉不能参与了"，大家基本上都能理解。但躁郁人往往会强行给自己预设一个不切实际的前提——绝对不可能被接受，之后按照预设的前提改变自己而去迎合他人。因此，我强烈建议躁郁人无论如何都要试一下在两难时拒绝别人，坚持自我。

再举个例子，你准备回家继续编辑你的新曲子，正好这时公司的同事邀请你一起喝酒。此时你该如何是好？你可以说："我虽然算不上是音乐家，但今天我想早点回家完成原创歌曲，还差一点儿就可以完工了，所以这次聚会我就不参加了。等我完工了再邀请大家听听我的原创歌曲，请大家予以指导。"也许有人听了你的话后会露出不屑一顾的表情，觉得这家伙很奇怪。但那也无所谓，你完全不必放在心上。如果他们认为"这家伙从来不参加聚会"，那就更好了，那种完全解放的感觉会让你非常舒服。在这种两难处境下，你怎么选择都可以，即使你选择了去，也是听那些非躁郁人对公司进行吐槽而已，让人太不舒服、太无聊了。

说实话吐槽很无聊，但对非躁郁人来说，吐槽是释放被迫做自己不爱做的工作而积累的压力的重要途径。然而，吐槽对躁郁人来说却没什么好处，只会让你觉得无聊，因此你能不参加聚会就尽量不要参加，这是明智的选择。如果你实在想参加，那就参加那种自己可以成为主角、可以对音乐高谈阔论的聚会。总而言之，重要的是无论如何要给他们留下一个"你是这样的人"的印象。这个印象越牢固越好，即使有人觉得你是不可理喻的怪人你也完全不必在乎。

"怪人"是一种至高的赞美。非躁郁人习惯把热衷于某件事而沉溺在忘我状态中的人称为"怪人"。相反，躁郁人发现有人热衷于某件事而陷入忘我状态便开始为他担心，甚至此时躁郁人的享乐主义本质开始作祟，他们一旦觉得有趣便试图扎进去看看，不会有任何排斥反应。所以，如果大家遇到被称为"怪人"的人，一定要上前打个招呼，或许能给你带来意想不到的乐趣。

行动开始之前，你要问问自己的身体和心灵："亲爱的我，现在你想做什么？"这个习惯已经深深植入我的血肉之中了，为了让大家明白它的重要性，本书中我也不厌其烦地强调了很多次。我们应该经常问自己这个问题，让身体做主。

为什么要让身体做主？因为"并不情愿"，身体知道自己需要什么，然而你却总是优先考虑别人的事情，所以你要常问自己"想要做什么"。

"不要让生活变窄。"

这句话其实是神田桥医生说的，却被我占为己有了。常有人因为要准备考试而想退出社团活动，我劝你最好不要退出，尽一切可能让你的生活充满丰富多彩的内容。关于缘由，我在本书中反复说过很多次了。人这个生物，上了大学跟高中时的朋友玩不到一起了；到了工作岗位又很难和大学时的朋友、一起组过乐队的队友一起玩了。有人称这个改变为"成长"，不过这种想法只属于非躁郁人。

非躁郁人所谓的成长是慢慢确定了自己的生活领域，在固定的领域里经营自己的一生，这样做他们会轻松一些。但躁郁人不同，甚至完全相反。躁郁人在一个地方待久了会感到窒息，所以要尽可能移动。当然频繁的移动会让躁郁人的心脏劳累，因此你也别忘了躺下休息。无论是在草地上，还是在石头上，或者干脆躺在道路上也完全没问题，这都是躁郁人最喜欢做的。你可以像汤姆·索亚[①]一样无拘无束、轻松快活地生活。

没有只宅在家里的汤姆·索亚，只顾学习会扭曲人的生活，你的生活要过得丰富多彩，如工作、做菜、服务家人、约朋友钓鱼、准备烧烤聚会，如果遇到了需要帮助的老人你也要义无反顾地帮助——"感谢"是治疗的良药。但凡你能想到的，马不停蹄地去做就对了。能做的事越多，你也会越快乐。如果你累了，就地躺下睡一小时。只要你别忘了中间插播"睡觉"这个节目，随便你怎么折腾都可以。

神田桥医生说："手必须伸得长，大脑必须熙熙攘攘、东荡西游，这样才极好。"

神田桥医生舒爽宜人的言语宛如波涛般连绵不断。在我过去的躁郁人经历中，只有尖酸刻薄的谴责："整天东游西荡的，你能不能正经点儿！"东游西荡与我在前文中说的"浅而广""不要让生活变窄"之间有着密切联系，也是我们躁郁人的特征之一。这一特征虽然在现代社会里没有太大的需求，但在过去却被人们视为重中之重，曾经是人们的生存之本。可喜的是，虽然需求少了，但并没有完全消失。比如，公司里的普通员工提高销售业绩必须要东游西荡（这样的游荡必然伴随情

---

① 美国文豪马克·吐温代表作《汤姆·索亚历险记》里的聪明又调皮的主人公。——译者注

绪的波动）；看护服务也一样需要东游西荡。

　　总而言之，从此时此刻起放弃成为井然有序的严肃人、认真努力的正经人等妄想，我们的目标应该是争取做一个虎头蛇尾、一知半解的才艺双全之人。我们用不着对所有事样样精通，虽然有点混乱但只要勉强过得去即可。躁郁人只需快乐，腻了便可弃之，不必追求精通。在现在的公司里待腻了的话辞职即可，你必然能找到更有趣的工作。或许你的脑海里浮现了父亲曾经说过的非躁郁人教条——既然入了职，起码坚持三年五载才能说得过去。但别忘了这种教条对躁郁人非常有害。

　　假设你现在在一片荒野上，周围是大火肆虐后的满目沧桑。在这里，你必须掌握驾驭自己的技巧，独自面对所有的艰辛。这里没有清规戒律，且疾风骤雨，变化无常，让你无所适从。

　　"勇于尝试，无果则弃之。拓广生活面，情绪的波动会渐缓。如果你顾虑重重，害怕尝试，并且一忍再忍，那么你会难以向好。不舒服不可取，不要顽固不化，广泛尝试是上上策。"

　　来吧，让我们再一次尽情沐浴神田桥医生洒下的甘露。其实躁郁人的人生本来就是像神田桥医生所说的那样自在，但是随着年龄的增长躁郁人不断被非躁郁人腐蚀，非躁郁人破坏了躁郁人的规矩，最终导致躁郁人的行为面目全非。

　　"不要因为别人的意见而轻易改变自己的行动。"

　　这又是一句重磅名言。除非有助于"顺利完成我的行动"

的意见，否则我们应该一律不予采纳。如果因为要采纳他人的意见而放弃自己的行动，那么我们的人生必然会感到不舒服。躁郁人不需要这样的人生。"灯塔"的意见能让我们勇往直前，接受他人的意见是为了生活得更自由、更随心所欲、更轻松愉快，若相反，我们应该决然拒绝。不必纠结过去，也不必担心未来，躁郁人从来不知道什么是反省。既然如此，还有什么值得我们反省的吗？

　　只有人类面临了重大危机，威胁到人类的生存，威胁到社会，威胁到全世界的时候，躁郁人才会猛然自觉自己原来的角色，这时他们就能拿出自己的撒手锏——"什么都会，什么都懂"的本领，作为远古酋长的后裔重操旧业——想尽办法让集团重新凝聚在一起。不过放心，这是百年难遇的神话。

第十二章

CHAPTER 12

保留孤独，
坚持广泛多样的交往

"与各种各样的人广泛交流，能让你扔掉药瓶，至少药量会减少。"

在有关躁郁人的书籍里你看到过，或在医院的医生嘴里听到过"药瓶可以扔了""药可以减量了"这样的话吗？我从来都没有。

既然是躁郁人，当然得一辈子吃精神科医生开的药。坊间盛传的这个观念看似合乎情理，但让我感觉像吞了毛毛虫一样发颤，然而从来都没有人质疑过这个观念的真理性。一般来说，抑郁时的躁郁人都会乖乖吃药，但一旦他们转为躁狂状态，便盲信自己已痊愈不再需要吃药，于是会突然停药。我把药停了又能怎么样？当然不会怎么样，太阳会照常升起，也照常落下。用不了多久，你便再次陷入抑郁。于是你想起了自己还没吃药，又乖乖拿起了药瓶。

我也一样，我现在已经很久没吃药了。我有因新冠疫情防控无法去医院、主治医生调到了别的医院等借口，总之我不想吃药。但等我的抑郁又发作时，应该还得接着吃药。写到这里，我发现我在无意识中仍在暗示自己应该停药，然而今天又是该去医院开药的日子。

每天早晨我先写 8000 字左右的稿子，这可不是一个小数目，我在一般的精神状态下肯定写不了这么多。不信你可以试试，你几乎不可能做到。或许有人在猜测"这家伙又开始躁狂了，吃了兴奋剂似的觉也不睡，饭也不吃，暴走在狂想的旋涡中"。

我再强调一遍，这不是子虚乌有的自我标榜，也不是躁郁人躁狂时的口头禅"不，我没有躁狂"。你是否处在躁狂状态，由观察你的人说了算。比如，我们躁郁大学的责任编辑观察到的结论是我的逻辑没有混乱，接电话时的语气也很平静，尤其是写下的内容非常有趣。虽然有一些躁狂的成分，但我没有处于躁狂的状态。这就是我目前的实际状况。

睡眠也是一个衡量情绪状态的重要指标，让我们先看看我的睡眠情况。昨晚我 9 点入睡，凌晨 2 点半醒了之后迷迷糊糊到 4 点才爬起来开始写稿。睡眠时间大概有 7 小时，这足够证明我的情况尚好，更何况已经有人评价过我没有处于躁狂状态了。总之，我目前的心理状态很健康。

对于躁郁人来说，至关重要的是感觉良好，其余的科学依据、客观证据均可淡然置之。比如，你听医生的话开始相信不认真吃药会出大事，那么恭喜你马上就要感到不舒服了，紧接着你的抑郁会接踵而至。所以，躁郁人必须坚持心情舒爽，为此我们需要搜集大量有利于自己的语句。读那些苦涩无味的医学书，先不说内容如何，仅一个"读"的动作便可以让你痛苦不堪。你直挺挺地坐在书桌前埋头辛苦研究何为躁郁症，这种枯燥无味的行为必然让你身心崩溃，而且你研究得越认真你的情况就越严重。跟着感觉走，反而能让你越走越轻松、越走越快乐。

现在我能如此轻松愉快，全靠日课表的功劳，前文我已经介绍过了。

昨天我依旧在晚上 9 点入睡，凌晨 4 点起床开始写 20 页原稿（约 8000 字）。在过去的两周里，我写作只停了一天。我基本上不设置专门的休息日，因为休息了我的身体反而会倦怠，所以我不给自己指定休息日。但不指定休息日不等于不休息，每天在早上 9 点左右我就会结束写作，然后一直悠闲地过到下午 2 点才开始绘画，中间足足有 5 小时的休息时间。这样一来，一周加起来我的休息时间共 35 小时，相当于每周休息 1 天半。更麻烦的是，一旦我停止写作休息一次，我得费九牛二虎之力才能重新开始写作。既然如此，对我来说，休息不如不休息有效率，而且持续进行创作工作还能给我带来额外的充实感。

在休息日这个难得的休闲时间，躁郁人的健康状态反而会恶化，只有度过充实的时间才能治愈。当然，劳累过度有害健康，躁郁人必须每天制定好工作量，超出定量则停下来。曾经我试过实施多种版本的日课表，但感觉目前这个最新版更适合我。同时，如神田桥医生所说，与人交往方面我也需下功夫仔细琢磨。

不管怎样，躁郁人不适合独处。独处会让躁郁人的身体不仅运作不起来，还可能会死，这一点我在前文反复说了很多次。但躁郁人又嫌与其他人相处太累。无节制地观察周围的人会让躁郁人疲劳，但躁郁人又不适合独处，所以躁郁人对人际交往也要制定一个规则。神田桥医生说：**"与各种各样的人广泛交流，能让你扔掉药瓶，至少可以用药减量。"**

神田桥医生的文章中还有一句话：**"发挥自己的长处。"** 即发挥自己的长处与各种各样的人广泛交往，便能扔掉药瓶，躁郁症状消失，过充分发挥躁郁人特征的生活。

这对我们来说是福音，除了执行我们还有其他办法吗？这正是我们苦苦寻找来的，正好应了那句"得来全不费工夫"，现在我们应该一门心思地琢磨如何将其践行好。那么，我践行得怎么样呢？虽然我还不敢说践行得很好，但目前自我感觉相当顺利。

下面我介绍一下如何跟各种各样的人广泛交往，以下是我一整天的活动内容。

（1）凌晨4点起床。起床后先给一个好友发信息说"早"。我已事先取得了她的同意，问她"我能不能把每天早上给你发信息作为我的日课内容"，她答应了，于是每天一大早给她发信息便成了我的日课内容。

（2）回复邮件。我的好友、摄影师石川直树参观了我在山梨县举办的个人画展，昨天他发来了邮件，在邮件里写了他的参观感言。我回信邀请他下次一定要来熊本县玩，还写了一些关于躁郁大学的事，告诉他已完成的原稿在印象笔记里，并把链接发给了他。

（3）在推特上，我每天早晨给粉丝们发送一条信息"大家早上好，我又开始写原稿了"。这是我与他人交往的方式。我在推特上认识的人有时候会打来电话约我见面，我基本上都会拒绝。当然，我向他们解释我拒绝的原因，我坦率地告诉他们："我只和我想见的人见面。虽然您约了我，但毕竟我们是陌生人，这很难让我应邀。"与陌生人交往最好只在网络上适当交流即可。因为我在推特上公开了我已经起床，所以接下来肯定还有一两个电话打进来。接通电话后，我先告知对方我想尽快开始我的写作，所以希望电话尽量简短一些。这样预先设置好了前提，每人便可以大约只聊5分钟便结束通话，避免了煲电话粥。

（4）轻轻看一眼睡梦中的家人们之后便开始了我的写作。至此，我已经与好友、石川直树、生命热线里的两个人、家人，共与7人交流过了。我的粉丝有75000人左右，所以我觉得我还额外联系了75000人。当然，粉丝的这部分不能算是真正的联系，但说实话我玩推特是为了享受这种与各种各样的人有联系的感觉。当然如果完全依赖网络，不再在线下与人交往，我依然会感到不舒服，然后导致抑郁。但如果把它作为与人线下交往的附加部分，即当作附加价值来理解的话便凸显了益处。

（5）写稿时当然是我一人独处，原稿写完后我就立即发给了3人——橙书店的久子、其他1位好友以及责任编辑梅山。完成了这些工作大概是早上9点。

（6）写作结束后，我开始逐一回拨生命热线的未接号码，我躺在床上边休息边通话。今天给4人回了电话，每天都差不多是这个数。

（7）我的一位从事酒店策划工作的朋友打来电话委托我找一双适合酒店用的拖鞋。当然这不是我的工作内容，只是朋友知道我喜欢逛商店，所以拜托我去找这个东西。我还常常接到一些"知道哪儿有这个东西吗""要是你有熟人，能不能定做呢"之类的委托。当然这不是买卖，我只不过是发挥了躁郁人的特质罢了，也可以说是为了自己的健康。我走遍了各种店铺，杂货铺、餐厅、艺术品专卖店……一个不落。我的目的也很简单，让别人觉得我知道很多东西。当然，逛街还能结识很多店主朋友，不断扩充我的认知，从而提升健康指数。总而言之，店铺探险创造了我在不同领域中刷存在感的诸多机遇。

（8）吃完午饭后，我去了一趟好友家。我发现她很疲惫，于是带她去了自己常去的针灸医院。针灸医院距好友家有点远，所以我们是开车去的。经营这家针灸医院的夫妻俩是我的老熟人，从15岁开始我就经常去这家针灸医院。他们也算是我的恩人，是他们告诉了我躁郁人的健康要点——心脏的重要性。我也经常介绍患者来这家针灸医院，我成了没有提成的兼职中介，而且还经常开车把患者送过去。对你来说只是举手之劳，但是得到帮助的人会很高兴，会非常感激你，建议大家都能积极帮助他人。因为我在凌晨早早地完成了所有工作进入了休息时间，所以我也可以毫无顾虑地能帮则帮。

（9）之后便是去绘画工作室。绘画工作室现在也被熊本县现代美术馆使用。到了绘画工作室，策展人池泽会在那里等我。池泽是一个身材娇小，特别可爱的人。我们讨论了一会儿关于昨天的画，大概5分钟后我回到工作台开始绘画。2023年，我准备在这个美术馆举办我至今为止最大规模的画展，所以我可以占用这个工作室到画展结束。当然在家我也一样能创作，但像这样偶尔借用别人的地方，既可以换换环境，也可以扩大人脉，所以我经常换地方进行实操作业。美术馆打扫卫生的阿姨非常喜欢我的画，经常指出这张画哪儿画得好，那一张哪儿特别。我从小就喜欢跟打扫卫生的阿姨和商店的阿姨打交道，经常和她们一起聊天。

（10）绘画作业结束后，我立即把当天的作品发给酷比魔方的画展策划人旅人，他负责帮我检查并把关美术相关的工作。旅人说："这幅风景画非常不错，举办系列绘画展如何？"

每当我因为画了莫名其妙的作品而感到迷茫的时候，他都会这样为我指点迷津。之后，我又把画发给了引领我进入绘画领域的角田。角田回信息说："超级漂亮，尤其是那朦胧的光线。看来你领悟了，你到底遭遇了什么呀？"

（11）然后，我去庄稼地里转了转。我先在田头遇到了一个叫日高的老乡。这个人特别亲切，他在报纸上看到了关于我的系列报道，开始对我的工作感兴趣，还关注了我的推特账号。我又碰到了庄稼地和我的庄稼地相连在一起的清水，他向我提出了一个豪壮的建议："听说你会写书，下次一定要写庄稼地。让我们这些庄稼汉也参与一下，我们合著一本书也不错。"我今天是带着家人一起到地里的，最近大家一起在地里干农活，家庭成员之间的关系也越来越亲密了。尤其是小蓝除草很努力，她还说很好玩。距庄稼地不远处有一座废弃的老宅，里边住着一只流浪猫名字叫诺拉，我跟它最近才相识。

（12）我在傍晚7点回家。吃过晚饭后，我接听了3通生命热线。接着我和画展的工作人员谈了一会关于下一次画展的准备工作。最近我正在准备一个新专辑，所以也和我们组合的寺尾纱穗聊了一会儿，又跟专辑的责任编辑平川商量了一下有关服装设计的事情。聊着聊着我就犯困了，于是我便睡觉了。

　　这样将我的日程逐一记录下来看，给人感觉我每天都挺累的。其实仔细看你会发现，其中我与很多人的交往并非面对面，只是通过电话或短信联系。

这不是有某种特殊原因，而是我原来的交往方式。我的大多数工作都以东京为中心展开，我的朋友大多数也是东京的，所以很多事情只能远程完成。现在想想，我真是歪打正着了。我实际会见面的只有橙书店的久子、绘画工作室的池泽、打扫卫生的阿姨和庄稼地里的一些好友。我与他们的聊天时间大概是每人 5 分钟，再长也不会超过 1 小时。包括所有的方式，这一天我已经联系了 20 多个人，而且跨越了文学、音乐、美术、种地、针灸、商铺调研、生命热线、开车接送等多个领域。

如果每个联系人能各属不同的领域那就最理想了，话题也会多种多样，我的心灵便可以感受接连不断的凉爽清风，丰富多彩的刺激源源不断地被送入我的大脑。总结这一天，我一大早就把工作完成了，还躺下休息了，也没持续面对面地见人导致我晕"人"。这是目前最适合我的交往方式。

除了参加我的脱口秀节目的人和参观展览的客人，我没见其他陌生人。我在个人层面上一律屏蔽陌生人闯入，当然陌生人可以随时通过生命热线联系我。因为和不熟的人交往说话要客气，行为要顾及对方，所以很容易堆积压力。脱口秀虽然也算与陌生人打交道，但因为我是主角，我可以随心所欲地讲，所以我既不会累也不会有压力，反而能获得很多能量。等结束了脱口秀表演，我没有办庆功宴，而是直接回酒店了。之后我和朋友一起去人气小店喝上一杯啤酒或红酒。这时我已经十分满足了，于是带着满满的幸福感回到酒店的床上倒头便睡。

患病程度较轻的躁郁人往往会在抑郁的时候拒绝见任何人，躁狂的时候则会进入陌生的店里没完没了地和店员聊天，或者突然记起曾经的朋友拿起电话就拨通他的电话号码。这种操作非常不利于躁郁人的健康。健康的时候躁郁人和陌生人纠缠消耗了精力，而一旦抑郁起来他们连话都没力气说，建立良好的人际关系就更难了。因此，躁郁人必须牢记并践行"不与陌生人约见，不与陌生人搭讪"的原则。

当然我不是说陌生的店铺不能进，毕竟陌生才能给躁郁人带来新的刺激，但必须要做到只看货架上的货物，点菜谱上的菜并面带微笑地默默吃。不要和陌生店铺的陌生店员搭讪，因为搭讪不仅会遭对方嫌弃，你也会感到很累。总而言之，重点是无限加深与熟人的交往，熟人间的人际交往有利于躁郁人的情绪保持相对平和的状况。

最后我想写一写躁郁人在人际交往中的一些要点。

躁郁人非常孤独，但其实是躁郁人自己选择了孤独，因为只有孤独才能让其身心放松。躁郁人没了观众便无法生存，但与他人在一起他们又顾虑重重，这导致的结果只有一个字——累。躁郁人会因为"我为什么孤独"而消沉，虽然这毫无意义，但孤苦伶仃地度过每一天实在是太无聊了，缺乏人际沟通会损害健康。

躁郁人必须保持孤独，同时再展开一场"收获百人朋友"大战，为自己策划一个完美环境——虽然孤独，但不让自己觉得孤独的环境。

策划方案的第一要素是需要一个人。这个人必须是无论你处在躁狂还是抑郁状态都能接纳你的人。即便你有 100 个朋友，你也可以不与这 99 个朋友见面，即使要见，一年见 2~3 次便足够了，但其中有一个人你最好每天都能与他见面。对我来说，橙书店的久子可以算是这个人，希望你也尽快找到这样一个人。

作为躁郁人，你可能正处在情绪低落的状态，但别忘了你还有等量的情绪不低落的时间。你完全可以利用情绪不低落的时间建立一段可以让自己心情舒畅的朋友关系。如你已有人生伴侣，伴侣可以作为这个角色。但从我的经验来看，如果你们在一起的时间太久了，你的伴侣可能会出现躁郁人倾向（躁郁人不只是一种体质，还带有传染性），失去合理的判断能力。如果出现这个情况，你就需要另寻其他替代的人了。

本书的责任编辑梅山是我十多年的好友，但他住在东京，我们无法每天见面。当然梅山也是我无论躁狂还是抑郁的时候都能相见的好友。

只要有了"灯塔"的存在，躁郁人的人生便可以过得轻松快乐。躁郁人会每天辛勤地向"灯塔"汇报情况，如果汇报时像与朋友聊天一样煲电话粥则失去了"灯塔"的意义。躁郁人在躁狂状态下尤其需要注意，没完没了的废话不仅浪费时间，还会使对方疲劳厌倦。我的汇报方式是每天写好定量的10页原稿发送给"灯塔"。不过，不一定非要原稿，日记也可以，或者每天拍一些花草树木，即兴弹奏一首钢琴曲等都可以。总而言之，你每天要发送一个类似这样的东西让"灯塔"嚼一嚼、品一品。然而，每天给"灯塔"打电话或跑去当面告知自己的所有想法很容易被对方厌烦，你可以每天寄一封信，以这样的频率与其交往则既勤快又给了对方安排阅读时间的自由。

但是，如果你既无"灯塔"又无好友怎么办？没关系，请你赶紧拨通我的电话吧。虽然我不能承诺每天接听你的电话，但可以帮你考虑怎么做更合适。不仅是我每天给我的"灯塔"发邮件，其实也有人每天给我发原稿。因为我有不与陌生人见面的原则，所以邮件便顺理成章地成了见面的替代手段。我相信你至少有一位好友是可以天天见面的，即使是网上交的朋友也可以。"网上没有真友情。"请不要这么说，不要学非躁郁人说那种认真死板的话，还是赶紧去增加你的朋友数量吧。

与你实际见面的朋友只要有一位便足够了。只要你选定了这一位，便可以以他为中心展开下一阶段的活动。第二阶段的拓展活动比较随意，你只需围绕自己的兴趣爱好、想奉献的信念、长处等展开即可。请你好好回顾和整理新开拓的领域中找到第一位好友的具体细节，在此经验的基础上，在其他领域同样能找到一个可以推心置腹的人，即便每天只给他发一些无关紧要的话，他也不会嫌你烦。做到这个程度确实有些困难，但我们毕竟有了前进的目标，这也算一件乐事。

躁郁人很迷信"躁郁症治不好，必须坚持吃药"这个观点。然而即使坚持吃药，抑郁依然不依不饶地纠缠自己。所幸神田桥医生用柳叶刀把它解体了。不能治愈的治疗有何意义？治愈了才能给我们带来满足感，才能赋予我们梦想，躁郁人只追求梦想。

躁郁人的使命是打破俗套常识。既然是使命，就让我们一同治愈躁郁症，堂堂正正地走在躁郁人的人生道路上，活出一个榜样吧！

人际交往的治疗效果比药物高很多倍。你就权当是躁郁症的特效药，尝试人际交往吧。当然你还要细心地保护那份珍贵的孤独。

第十三章

变成"躁郁超人"的秘诀

"最好不要尝试不符合自己资质的努力。"

躁郁人很喜欢努力，不是正在努力便是狂奔在努力的路上，因为他们无法接受玩世不恭，认为这样下去没有希望，自己必须要像别人那样脚踏实地、事必躬亲才是正确的人生。我也曾经这样认为。

还是看看我的例子吧。我虽然从事写作这个行业，但我完全读不进书。看起来我从右到左①地好像读得很认真，实际上书中的内容根本没有进入我的大脑。如果只是说明书我勉强还能读得进去，那么对小说那种太过抽象的内容我只能举手投降。

即使这样，我依然还在创作小说，而且是比那些我读不进去的小说更抽象、更难懂的，当然这种书的销路不太好。我也很想写像《挪威的森林》一样好读易懂的书，因此我经常买一些《如何成为一名作家》之类的书读。说出来感觉很丢人。这些书里谈到了情节描写的重要性、如何给主人公安排紧凑且

———————————

① 日本书的版面设计多为从右到左竖排。——译者注

接连不断的困难、动作情节写实的重要性等写作的技巧。读这类书的时候我常常摩拳擦掌，想小试一把，但实际创作的时候我从来没有成功过。

写作时，我的脑海里经常突然冒出连自己都不知道怎么解释的场景、风景，以及与现实毫不相干的景色，可能这就是所谓的幻觉。于是我开始试图如同拍照一样用文字把这些细节逐一描写出来，如此一来，我的作品中只有背景描写，没有对话，甚至有时都没有主人公登场。我常常不厌其烦地描写背景，因此字数也往往非常多。擅长写小说的人都讲究作品结构的协调性，比如非对话性叙述占7成，对话描述占3成等。对此，我认为既然人是不规范的人，写出来的小说也得不规范，这样才能称得上是真正的协调。

那些写作指南常常强调读书的重要性，要你"读书、读书、再读书""读书破万卷，下笔如有神"，不仅要读名著还要读其他作品，从中发现其成功和失败的原因。指南翻来覆去地讲一大堆道理的目的只有一个：让你读书，甚至妄下结论说不读书就成不了作家。

这样看来，不读书好像真的不行，可我还是读不进去。为此我尝试了很多方法，例如制订每天读1小时书的计划，但强制自己读书很容易犯困，于是我开始尝试抄写，结果第二天就厌烦了。看见如此不堪的自己，我开始发牢骚了："太没出息了，肯定写不出来。没出息的家伙，还自封作家，好大喜功想吃作家这口饭，也不照镜子看看自己是什么德行，作家是那么容易当的吗？如此下去拿什么养家糊口？"就在我思来想去之间抑郁已经悄然到来。

我现在已经不再强迫自己读写作指南了。凡是世间流传的指南都是畅销书，畅销说明读的人很多，读的人很多说明这些书不属于我们少数人，因此我认为所有的指南都是为非躁郁人准备的。

市面上没有针对躁郁人的指南。躁郁人从未接受过"如何做"的教育，所以常常担心自己的行为合适不合适，为此感到忐忑不安。身边没有人知道正确答案，躁郁人从未检查过自己的行为是否是正确答案。从来没有人研究过躁郁人的躁郁人生，当然也不可能有躁郁指南。正因为没有专属于自己的指南，所以躁郁人更热衷于寻找指南。

即使我写过近30部作品，但到了书店依然东寻西觅地找各种指南，如人生指南、小说创作指南、抑郁时的指南等。其实有这闲工夫还不如读斯蒂芬·金[1]（Stephen King）的书，补一补娱乐节目的常识。而我是一个异类，根本读不了那些畅销小说，认为那些小说毫无乐趣可言。如果让我写那种小说是白费力气，不管我再怎么努力也是白搭，我根本写不出来，哪怕

---

[1] 全称斯蒂芬·埃德温·金（Stephen Edwin King，1947—），美国畅销书作家，代表作有《肖申克的救赎》《闪灵》等。——译者注

一行都写不出来。我常常感慨一个作家应有的姿态是废寝忘食、伏案疾书。然而，实际是在痛苦中挣扎着挤出一行又一行字，截止日期近在眼前，于是在紧张中笔走如飞……

但写这本躁郁大学时我的状态完全不同，我每天早上写2小时，每天大概写8000字，我感到很轻松愉快。关于躁郁人的事从来没有人写过，所以我想说的实在太多了。我曾经有好几次痛苦得试图自杀，但自从邂逅神田桥医生的文章后我便有了今天这些生存技能，因此我非常想一吐为快。但不休息、不间断地每天坚持写如此大量的书稿，我想除了我不会再有第二人了，这是躁郁人最拿手的"溢满的落差"。

当我看到神田桥医生写的"最好不要尝试不符合自己资质的努力"这句话时，我知道我找到了通往幸福的道路。我明白了我活得如此辛苦是因为我一直试图推倒挡在我前面的那堵墙。情绪好时我会无视重力的存在，垂直站在墙面上活蹦乱跳。这是一个破坏规则、随心所欲、只关注眼前、喜欢怎么做就怎么做的自由时段，而且不需要努力。

我写本书时也一样，我不需要做任何准备，基于神田桥医生的一句话我便可以写下数十行字，简直可以用如鱼得水来形容这种顺风顺水的境界了。其实神田桥医生讲得还是太客气、太谨慎了。我在这里大胆修饰一下："努力是敌人。"

这句话简单明了。我决心从此放弃克服障碍、突破南墙的努力，无论是工作还是生活都要顺流而下。虽然我无法完整地读完一本书，但不知道为什么我特别擅长随手一翻便能找到自己最喜欢的语句。我喜欢的书摆满了一整个书架，但绝大多数书我都没有读完。不过著名导演让·吕克·戈达尔（Jean-Luc Godard）的《电影史》我倒完整地读了一遍。那是一本大学讲义集，我发现我很喜欢读演讲集类的书。如果是喜欢的作家，他的自传我也能读下去。

我既能读也能写讲义风格的书。自传，即使是那种无法从作品了解作者私人生活的作品我也能读得进去，当然我也能写。大家正在看的这本书应该算是讲义风格，记录了我个人生活中的一些琐事。也可以说这是我最拿手的写作风格，读起来轻松快乐，创作也一气呵成，不需要查阅和参考任何资料，不需要做任何准备，我在两周时间里便写出了这么多。

这一切顺理成章，不需要我做出任何努力，即使我每天凌晨4点起床也仅仅是因为早起写作的感觉很爽，算不上是我努力的结果。每天8000字的量也不是我努力得来的，我只是顺着性子一股脑儿地写到哪儿就算到哪儿。如果努力写2万字，那第二天我就会非常疲惫了。与其一次性努力榨干自己，不如每天细水长流地慢慢品味。总而言之，躁郁人不要一口气竭尽力气，凡事都要保留三分。凌晨轻松愉快的写作已经足够让我身心愉悦了，此时想想明天依然还有新的愉悦在等待，简直让我兴奋不已。

我养成了只做自己喜欢做的事的习惯。需要付出努力的工作我一概不接受，我会向委托方细心解释自己不接受的理由并有礼貌地谢绝。解释拒绝的理由是一门艺术，如果解释得足够详细且合理，虽然有时候对方只回一句"懂了"，但他再也不会委托你类似的工作了。还有时候对方反而会对你的理由感兴趣："这个理由很有意思，它可以写成一本书啊，如果可以的话，您干脆把您读不了书的理由写成一本《我的读书法》吧。"我合理拒绝的不是工作本身，而是不符合我们躁郁人原则的内容。我们必须搞清楚委托方感兴趣的是人，而委托的工作只是形式。

如此一来，你便能找到对你感兴趣的人，也就是同伴。只要他对你这个人感兴趣，即使你将委托的工作逾期几天对方也不会埋怨。当然，在截止日期到来之前预先告知对方一声是基本礼貌，也是必要前提。逾期的理由参照你以往的做法，照葫芦画瓢按自己的方式编一个差不多的理由就可以了。如果对方对你这个人感兴趣，一般也不在乎"有没有认真在做"之类的问题，只要文章的内容有趣对方便能允许你的逾期。

对人的兴趣可发展为兴趣性关系，这种关系不受工作内容的限制，逐渐培育一个自律的环境。"不付出任何努力"是一个如此重要的技术，能助你找到对自己有兴趣的友方。毋庸赘言，至此你必然能够自由顺心了。

让我们再回归神田桥医生的文章吧。

"'认真''负责'的态度会让你不舒服，所以请你远离

它们。"

　　和我前文说过的"努力是敌人"一样，躁郁人是一个矛盾体，他们既不拘泥于细节，奉行"差不多主义"，又善于察言观色、谨言慎行。无论是工作还是生活，躁郁人常常抑制松散、差不多即可的自我，强制自己遵照对方的要求规规矩矩地谨慎行事。

　　这种谨慎背后隐藏着躁郁人认为自己是世界第一的欲望。因此，躁郁人经常想"既然被誉为世界第一，我只有努力才能实至名归"，于是悄无声息地开始了努力。但往往事与愿违，躁郁人的努力让自己感到不舒服，继而严重的抑郁接踵而来。

　　在这里，我把这种思考方式修改一下："我本来就是世界第一。"

　　我知道这句话说得有点夸张了，因为如果你真的觉得自己是世界第一，实际生活中你也以"世界第一"自居，那么你必然遭人嫌弃。但为了让自己不努力，管不了那么多了，我们需要自认为自己是世界第一。

　　躁郁人分不清客套和现实，往往误把客套当真。当你看到我说的"我们要相信自己是世界第一"，可能会信以为真，蠢蠢欲动。你不会有半点犹豫，我不费吹灰之力便能诱发你无谓的努力。自信是躁郁人的动力来源，如果有半点犹豫，那么躁郁人的整个行为会立即变得谨慎拘束，他们那优秀而活泼的表现天赋也随之被埋没。

"我是世界第一。没人知道是什么方面的第一，反正我就是世界第一，甚至连我自己都不知道是什么方面的第一"，有这种想法就足够了。我们躁郁人本就不可能一条道走到黑，但我们必须坚持自己是世界第一的信念，也许只是我们成为世界第一的那个领域还没来得及被人们命名而已。因此，你的才华也很难被周围发现了。你是一个被埋没的天才——既然是被埋没的天才，你就不要埋怨周围没有伯乐，更不必动怒试图宣示自己的想法了。只有对自己的无能感到不安的人才会说"我的优点为什么不被认可？"这种抱怨的话，而我们躁郁人已经是世界第一了，所以我们完全可以把心放到肚子里，并安然面对现实。虽然目前我们作为天才的属性依然被埋没着，但是是金子总会发光，总有一天我们可以向世人展示我们的才华。

现在我们放松自己就好，记住我们是世界第一，保持自信便足够了。但俗话说真人不露相，我们行动的时候还是保留几分大智若愚更好，其余的尽管随心所欲地干自己喜欢的事吧。我们已经是世界第一了，无须再努力，只要轻松愉快地自然应对即可，更没必要理会那些没用的"要求""资格"和"认真负责"。神田桥医生说："**稍微突破一下条条框框的约束能减轻压力。**"当我们被委托工作时，有意识地稍微突破一下已有的框架，提出自己的意见可能会更好。

无论做什么事，超过了度就会显得很没道德。我们在实际行动的时候，需要注意讲礼和优雅，这样可以激发你身体里的力量，使你轻松又快乐。

毫无疑问，你现在是世界上著名的一朗①选手，只要你从击球的位置上站起来，你的经验值自然会增加。既然如此，那就让它增加吧。我们不再需要任何训练，只要到外面积累经验即可。但别忘了你是一朗，别问我为什么，我不知道，当然你也不知道。如果这是你的本职工作，或许会很顺利，但也有可能会不顺利，甚至有时候你会因为你的满腹才华没有被发现而闷闷死去。这就是躁郁人千变万化的人生，有时他们仅存的"差不多"都无法如愿以偿，而有时他们红运当头、势不可当，另外他们还有一塌糊涂、不可救药的时候。

躁郁人的真实价值是在他们死后才会被发现的。如果你听信了非躁郁人所谓的"有生之年必要功成名就"的谬论，那么你不得不违心地付出努力，不再虎头蛇尾，"差不多即可"的人生信条变为"认真负责"。这样的人生对躁郁人来说如同坐牢，切记不可误入歧途，悔恨一生。与其如此，倒不如随心所欲来得痛快，至少展现了我们躁郁人生的自我把控和生命力。只要有一颗自由自在的心，躁郁人眼里的世界也会变得有趣起来，工作机遇也会不断地出现。

如果感觉工作不是很顺利，那可能是你没把自己当作世界第一的缘故。卑劣感只会引发愤怒，而愤怒是躁郁人最应该

---

① 即铃木一朗，日本著名棒球运动员。——译者注

忌讳的。在非躁郁人的世界里，平时安安稳稳地睡好觉，等到需要爆发出巨大力气的时候才会用到愤怒。但躁郁人平时也会接连不断地释放相当大的力气，所以不需要用愤怒来引爆。总而言之，躁郁人不可以有卑劣感。不管怎样，我们的首要任务是觉醒——清醒地觉知自己是世界第一。当然我们没必要到处去炫耀，相反在人群里我们要稍微装装样子，假装自己寡言少语很谦虚，但机会一旦出现就要立即出手。既然我们已经是世界第一了，那么他人唠唠叨叨地说点抱怨话我们也不必在意，我们有能放下架子、虚心应对的余力了。

现在，你不再是一个普通的躁郁人，而是一个功成行满的"躁郁超人"。修炼成躁郁超人有什么好处吗？当然有，你可以变得轻松愉快，身体不再僵硬，你那疯疯癫癫、乱拨电话吹嘘自己灵感的毛病也没了，情绪低落时想像傻子一样用头撞墙的冲动也消失了。

毕竟你是世界第一，所以你需要时常要注意保持这个想法。现在你可以兴高采烈地去实践所有你想实践的事情了。

即便你被委托工作，你也可以心情愉快地发挥力气了。你不仅可以保持天真率直，还能去面对一切，这是世界第一应有的表现，众人必然为你喝彩。如果你可以再把任务超额完成一点点，大家便会赏识你超额完成的部分，这必会成为你的新兴奋点。

或许为了更完美，非躁郁人可能会对你指指点点，但你已经对自己是世界第一有了坚不可破的自信，所以你可以面带微笑倾听那些指指点点，内心非常从容。那时你可能还会怀念曾经那个极度恐惧被人指指点点的躁郁人。

也许还有人会对你发脾气，但现在你可以立即察觉到那个人心情烦躁，所以你能从容不迫地应对说："如果这样能让你感觉舒服一些，那就请你尽管发脾气吧。"除此之外，你还能为大家带来你发现的奇妙的事情，变成一个时常带给大家惊奇和欢乐的躁郁超人。这便是躁郁人可到达的最高境界。

为此，你必须放弃"不符合资质的努力"，远离"认真""正经"。总而言之，舒舒服服、随心所欲地活着才是你的首要任务。

神田桥医生又说："**舒舒服服地生活，经常尝试各种从未碰过的事，稍微尝试适可而止即可，然后从中选择做符合自己的事情。**"

我们躁郁人的世界第一并不属于现代世界中已经存在的任何一个领域，只是目前社会无法体现的另一个次元的世界第一，所以需要躁郁人充分发挥他们的开拓天赋，乐此不疲地尝试各种新鲜事物。只要尝试了，你便会发现什么是最符合你的，就像山谷里的回荡声音一样，能立即让你有心灵上的共鸣，这样你就能找到通往世界第一的阳光大道。

生活在用非躁郁人的话语编织的世界里，你最大的烦恼可能是除了无头苍蝇般的东碰西撞，别无他路的窘困。如果你正在为此烦恼，那我们一起再看一段神田桥医生的文章吧。

"躁郁人需要坚持'既然性情不稳定是基本特质，那么索性生活得性情不稳定，这样便能让性情平静'这个法则。"

躁郁人是性情不稳定的人，乍一看有点像在贬低人，不过既然非躁郁人的世界里有这样一句现成的话，那我们就物尽其用，大声说："我是一个性情不稳定的人。"如此一来，我们已经用"性情不稳定的人"来武装自己了，接下来我们便可以随心所欲地按照自己喜欢的方式，想干什么便干什么了，把自己的兴趣爱好开拓到宇宙的彼岸。你没有什么好担心的，做腻了即可放弃。腻，恰恰说明它不是你真正喜爱的。即使放弃，依然还有很多可以让你沐浴快乐的事情在等待你。

神田桥医生不放心躁郁人，早把要领给我们准备好了：**"第一步要以一半玩耍的心态随便尝试一些微不足道的事情。先从毫无价值、毫无意义的事情入手吧。这样即使半途而废了也不会让你感到垂头丧气。万一从有价值的事情开始，即使中途发现情况不妙你也无法放弃了，这绝对是一个巨大的损失。虽然你接二连三地做一些毫无价值的事显得徒劳无用，但它有助于治疗，因此也不能完全说是徒劳无用。"**

你需要每一天不断地改变目标生活。毕竟你是世界第一，让我们一起开始进入寻找如何成为世界第一的旅行吧。

旅行让我们越走越远，远离非躁郁人的世界，随之而来的是越来越多的轻松和快乐。结果，我们虽然怀疑自己患有躁郁症，但我们去医院的频率减少了，当然药量也减少了，甚至可以不吃。我们走遍天涯海角，探索宇宙深处，坚决不让自己去思考"我的人生只能如此"。自己所有的闲暇时间全部投入毫无意义的徒劳之事中，给大脑送进了多姿多彩的凉风。

神田桥医生又警告我们说："想做又不能做将变成压力。只要不违纪犯法，什么都可以做。动了心的事便要尽力去尝试，这是关键。"

我们躁郁人的身体很敏感，永远能早早探知你需要的新刺激。然而，躁郁人习惯了在非躁郁人的世界里坐享其成，大脑也随之渐渐地僵硬了，所以躁郁人经常企图抑制刺激的发生。我劝大家要尽可能活得柔软一些，忠于身体的需求，做好一个性情不稳定的人，随心所欲地跟着感觉走，只要不违纪犯法，你不必拘谨，放开做吧，这样才能保障每天给身体补给足够的甘露。

当然，无法忍受你的任性的人会逐渐离你而去。每一次的离开都充满了悲情色彩，毕竟不是所有人都是亲人。我认为世界上的人类可分为三类，即躁郁人、一般非躁郁人以及对躁郁人感兴趣的非躁郁人。其中最难相处的是非躁郁人，所以请你放弃想跟他们成为同伴的幻想吧，而且和他们走得太近了你就会感到不舒服，所以尽量离得远一点。

即使你被嫌弃了也不必责备自己，相反你要这么想："既然嫌弃我，那就让嫌弃来得快一点、早一点吧。"不过你也不用担心，总会有人对你的虎头蛇尾、朝三暮四感兴趣，这种人是和你一起合作的最佳人选，而其他人则要尽量远离。

不过归根结底，你依然是一个性情不稳定的人，所以无论干什么事你都做不到结束。正因如此，自食其力养活自己也成了躁郁人的一个大难题。但是请你记住，问题不在于此。

我们的目标是成为"躁郁超人"，你的任务是寻找如何成为世界第一。所以抑郁的时候你要执着于质问自己"我是什么"，反复质疑自己，直到逼自己走上绝路，当然这不算什么错误。

寻找成为世界第一的方法的旅行，只要你有东游西荡之心就不要再反悔，绝不能瞻前顾后耽误行程。如果你能做到，那么恭喜你了，百年后你必然是位伟人。

这就是所谓的人生，如此看来，活着不算是一件坏事。毕竟我们只需一点点的充实感便会兴高采烈地感慨"好幸福"。

顺便告诉大家，非躁郁人从来不会为"我的人生太不幸了""完蛋了""绝望了"而烦恼，更不会陷入消沉。不过正因如此，他们貌似感觉不到我们"活着真是太幸福！"的感觉。

躁郁人是追求幸福是什么的人，是捕获希望的幸福猎人。来到这个世界太幸福了！

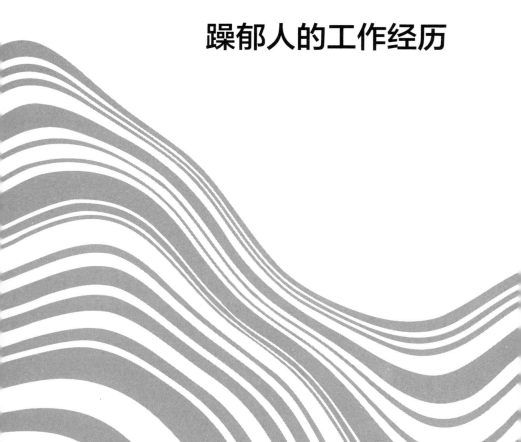

第十四章
CHAPTER 14

躁郁人的工作经历

在本书的开头我也曾讲过，大家一直到小学毕业为止都度过了一个健康的童年。从我的经验讲，虽然我时不时会情绪低落，也曾贸然干出了一些荒唐的事，但到高中毕业为止我从来没有发生过用棉被蒙头卧床不起的事，我每天都是快快乐乐的。

然而，来东京上大学之后，我开始一个人生活，躁郁的情绪波动突然变得强烈了。虽然变强烈了，但我也没有长期休学或闭门不出。大学毕业之后，当我不得不工作，不得不做一些自己不想做的事情时，我不舒服的感觉开始变得剧烈，我体验到了严重的抑郁，生来第一次想要死也是在这个时候。

大多数躁郁人的抑郁情绪都是在结束校园生活，走上工作岗位之后才强烈感受到的，加上一没可以商量的人，二没确切可行的解决办法，所以人变得越来越扭曲。可以说躁郁人中不可能有人不出现问题，也不可能顺利开始职业生涯的说法并不夸张。在这一章里，我们一同思考适合躁郁人的工作以及如何赚钱的一些问题吧。我不确定这是否适合所有躁郁人，所以我先简单聊一聊我的经历。

依然让我们来看一看神田桥医生的文章的最后一部分说的是工作：**"喜欢亲切待人，希望别人对自己抱有好感，所以躁郁人适合做一些与人接触的工作，比如销售、看护等工作都可以考虑。"**

躁郁人喜欢亲切待人，所以可以首选需要与人接触的工作。躁郁人不仅擅于观察人，还能迅速感知对方的情感变化，并迅速找到能与对方产生共鸣的话题，因此他们极容易获得顾客的喜欢。

当年从早稻田大学建筑专业毕业后，我没有找工作。我不喜欢跟大家一起竞争，以合格为唯一目标参加千篇一律的考试。但为了生存，无论如何我也得找一个可以糊口的饭碗。母亲伤心地说："好不容易考上了一所不错的大学，到头来却不去找工作。"那时我已经发觉如果自己顶不住母亲的唠叨，随便找个工作干自己讨厌的事，我必然会自杀，所以我一再坚持自己的主张，和父母强辩说我要做的工作必须符合我的喜好才行。当时我和父母之间的冲突愈演愈烈，母亲不止一次背着我哭。

即使这样，我也没敢对父母坦白自己正在被躁郁的情绪波动折磨得痛苦不堪，更不可能与其他人商量了。现在回过头再想，如果那个时候我有这本书该多好啊。没有可以商量的人，不参加面试，表面上我虽然一副无所谓的样子，但我毕竟是躁郁人，想必有了一些直觉吧。我经常很自信地认为我的才华足以让观众为我疯狂欢呼，还坚信"天生我材必有用"，目前的怀才不遇只是暂时的。

我毕业论文的主题是调查街头露宿者的生活实况，调查结束后我把整理好的调查报告装订成了册。如今再看那篇毕业论文，我简直报颜汗下，那不过是一本自制的硬皮书，根本算不上论文。虽然我现在对它不满意，但毕竟这篇论文当时被评为了优秀论文，而且论文的所有细节都是我设计并撰写的。在整个过程中，我从未感觉到一丝不舒服。何况像现在这样自己动手撰写自己感兴趣的主题，过程虽有坎坷，但我依然快乐。

以前我曾经憧憬成为一名作家，但那时既不知如何成为作家，也没有具体计划，虽然嘴上说自己想要成为一名作家，却从没有设想过撰写什么样的作品、成为什么样的作家。总而言之，我当时的情绪既有些忐忑不安，又很意气昂扬、自鸣得意。应该就是从这个时候开始，我的躁郁情绪的波动明显分为躁狂的情绪和抑郁的情绪了。当时我住在高圆寺的廉租房，月租28000日元。房间很狭小，待在里边很有压迫感，我总感觉墙壁会把我挤扁，所以即使在抑郁的时候我也不敢在屋里睡觉，只能到外面毫无目的地徘徊。

一方面我的心中充满了忐忑不安，担忧自己的生活没着落，但又不愿被激烈的就业竞争吞噬；另一方面我又觉得精神十足，有用不完的力气，憧憬成为作家的生活，还喜欢音乐、绘画，梦想成为一名多才多艺的艺术家，谱写辉煌灿烂的未来。然而这些都是我在做的白日梦，我从来没有过任何实际行动，连房租都逾期3个月未交了。到现在我还很惊奇自己那时居然挺过来了，而且也没有留下什么痛苦的记忆。

既没钱，又不想工作，于是我决定找个临时工做做。应聘了几家公司，参加了几次面试，我都莫名其妙地落选了。也许是因为我蓄着络腮胡子，着装也很邋遢，到现在我也想不明白自己为什么会落选。大多数时候我都是乘着情绪的驱动力去面试的，相比抑郁状态，我在躁狂状态下去面试得更多一些。落选也可能和我在躁狂状态下瞳孔放大有关系。

就这样屡败屡战，后来终于有一家公司接受了我，这是我打工生涯的第一站——筑地市场①。在之前的一次面试中，考官跟我说："虽然你肯定不会被我们公司录用，但你这个人很有意思，我看你还是去筑地市场试试吧。我当年因韩国国籍被歧视，在找不到工作而沮丧的时候，筑地市场的人们帮了我。你是一个奇怪的人，普通公司肯定不招你，因为面试官的职责就是把好关，不让你这样的人进公司。但筑地市场不一样，只要你的身体健康，肯定能被录用。"

躁郁人的领悟能力很强。一个面试官当着自己的面堂而皇之地说了本不应该说的话，我居然也能全部接纳，而且还傻呵呵地感慨万千："虽然这家公司没有录用我，但毕竟人家认

---

① 东京最大的公营批发市场，也是最大的鱼类交易市场。——译者注

可了我是一个很有趣的人。"就这样我解读出了自己喜欢的结论，心情变好了，干劲也重新燃起了。

后来，无论是我 30 岁还是 40 岁时，不知为何，我特别擅于应对他人的无心之言引起的尴尬，即使场面尴尬到令人绝望我也依然能应付自如。在我的感觉里，所谓尴尬不过是在酒会上挨着你坐了一个不太受你欢迎的人一样，比如对躁郁人多少有些了解的非躁郁人面试官、临时工作的上司等，而工作机会往往也是在这种尴尬中出现的。

在面完试回家的路上，我顺路进了便利店，查阅了招聘临时工的杂志。我发现筑地市场的招聘广告只有一则，是一家中介批发公司。我按招聘广告里的号码拨通电话后，出乎意料地只通过这一通电话我便被聘用了。对方也没要求我提交简历，只通知我第二天凌晨 4 点去上班。当时我口袋里只剩下两三万日元，然而天无绝人之路，就这样我突然有工作了。当我告诉父母要在筑地市场打工的时候，父母显得非常失望，好像很难接受毕业于早稻田大学并斩获优秀论文的爱子居然到筑地市场工作的现实。但人活着总得有个糊口之处，还好天无绝人之路。我打工的店叫"远德"，专门给高档餐厅提供水果。

第二天凌晨，我早早来到了工作地点，没有和店家进行寒暄，店家见面就直接叮嘱我说："今天开始跟着我，我给你介绍老客户们，你得牢牢记住他们的地址和长相，以及给每家店的供货价格和各种条件，各家都有各家的规矩，你要挨个记好了。来，坐我的塔车后边，我们得出发了。"就这样我开始工作了。塔车即塔式卡车，是一种经过改装的搬运货物用的电动三轮车，只能在市场内使用。店家骑上塔车后可以疾驰在市场内，在指定时间把水果搬运到指定地点。市场内可以随意泊车，到处停放着不同店铺的各种专用车，我需要认准车辆把订购的货物准确无误地装到车上。

虽然这里的工作节奏快得让人晕头转向，但我暗自窃喜：在这里，人与人之间的交流直奔主题，从不需要客套。更让我欣喜的是，凌晨 4 点便开始工作，太适合我这样喜欢早起的人了。在筑地市场的体验让我感到舒服，这个工作非常适合躁郁人在躁狂状态时做。

市场里不允许明说价格，而是需要用暗号，即用手指动作交流并商定价钱。"虽然水果将要腐烂前[①]是最甜最香的，但只有能在当天卖掉才能换回钱。"无论是品尝会还是开市前的致辞，这一句话是必然会登场的。我太喜欢这个工作了。熟悉工作了后我便可以根据自己的判断与客户交涉。不知不觉中，我突然发现自己已经成了进口低端白兰瓜腐烂前大批量廉价销售业务的负责人了。躁郁人只要处在躁狂状态中便能迅速融入他人的内心，即使是商店的阿姨也能马上与其成为好朋

---

① 水果快要腐烂时即熟透时，这个状态下的水果营养价值最高，营养物质活性最高，其香味最浓郁，非常适合吃，但不适合运输或储存。——编者注

友。我如同《天空之城》里的主人公巴斯，漫天欢喜，我那快乐的情绪像极了动画里的主人公。

我的收入也挺不错的，每个月能拿到23万日元，而且每天可以在筑地市场里免费吃水果，连吃饭的开销也省了。后来父母告诉我，幼儿园毕业时我在纪念册上写下了未来的梦想——成为水果店老板。妈妈说："可能是我在怀孕的时候吃了太多水果，才导致你现在这么爱吃水果。"我居然在刚开始工作便实现了人生的第一个梦想。

当初口袋里只剩两三万日元、穷途末路的一个人，一旦开始认真工作，就连交房租也不再是问题了。但我依然存不住钱，觉得只要工作了就有钱进账，所以每个月我都会认认真真地花光所有收入。我花钱毫无计划，虽然缴纳健康保险费，但大学欠下的助学贷款我依然还没还清，养老保险金也没交。但不管怎么样，填饱肚子不用愁了。

躁郁人在躁狂时春风得意、乐以忘忧；而在抑郁时心烦意乱、痛不欲生，手脚也不听自己使唤，经常丢三落四。曾经有一次我把水果遗落在配送路上，等想起来再回头找到时，水果已经腐烂了，上司骂了我一顿。还有一次，我在配送途中丢了100盒树莓，最后只能自己掏腰包全部买了下来。

躁郁人一旦抑郁便无法与人正常交流，记忆力也会减退。那时候我还不知道什么叫躁郁症，但渐渐地开始恐惧市场的工作，恐惧抑郁带来的低落情绪，经常一个人踌躇犹豫。随着情绪的恶化，事态也开始恶化，我也"美名"远扬——大家开始讨论我是一个经常失去记忆力的家伙，是经常丢失水果的笨蛋，更有不怀好意的上司故意折磨得我经常以泪洗面。

即使这样，除了那个不怀好意经常虐待我的上司，其他人对我还是不错的。大家虽然笑话我的愚蠢，但也非常包容我的"差不多主义"。多亏了他们的包容，容易厌烦的我居然在筑地市场坚持工作了两年多。但由于一方面我被虐待得实在过分，另一方面我的抑郁也逐渐躯体化，不可能自愈，所以我不得不考虑辞职。那时候我每天几乎整夜睡不着，凌晨还要迷迷糊糊地骑上摩托车到市场上班。有一次我骑着摩托打盹，在赤坂的十字路口闯了红灯，险些被汽车碾死。幸好警察及时救了我，不然我必死无疑。经过了这些事后，我的精神状态急剧恶化，当时也有了一死了之的想法。

正是这个时候，我遇到了我的妻子。她是一个天真烂漫的人。每当我抑郁了，她都会说："唉，现在是没办法，但平时你是很有力气的。现在你只是情绪低落了一点儿，心情烦躁了一点儿，但也没有明显的不正常啊。"她是第一个目睹我抑郁的人，也在一直安慰我不会有事。

然而，我的抑郁继续恶化到了非常糟糕的地步，走投无路的我不得已才和父亲商量。父亲把他们公司的特约心理咨询师介绍给了我。那是我二十三四岁时候的事了，那也是我人生第一次告诉别人自己可能患有什么病。

那位心理咨询师是一名男性。因为他不是精神科医生，所以既没有给出诊断结果，也没有开药。不过很幸运，我们一见面就如同老相识一样一拍即合。咨询很快结束了，现在我已经不记得具体的咨询内容了，唯独能想起的是当他问我有什么兴趣爱好时，我感到特别兴奋。聊着兴趣爱好，我突然想起了自己曾经非常憧憬成为作家，于是有了一个想法——出版我的毕业论文。但我也清楚地知道这不是一件容易的事，更何况我对出版领域一窍不通。

在筑地市场工作的时候，我基本上在每天下午3点之后便可以自由活动。虽然我对出版领域一窍不通，但我没有泄气，我找了一个高中时候关系不错的同学，给她看我的论文，向她打听在哪个出版社可以出版。她说："有个叫Littlemore的出版社，找他们或许能出版。"于是我立即拨通了出版社的电话，但对方很不客气地呵斥我"真是莫名其妙的家伙"。我也知道我的那篇论文与其说是论文还不如说是一本图片集，而我也算不上是摄影师。这本不伦不类的书，我不认为会有出版社愿意出版。但毕竟是自己注入了很多心血创作的作品，所以我不愿就此罢休，硬着头皮请求出版社无论如何都请给我一个机会。虽然我被拒绝了好几次，但朋友告诉我只有这一家有可能愿意出版，于是我越挫越勇，给他们打了好几次电话。几经周折，对方最终投降了，答应先看看我的作品再说。真不知道是我运气好还是躁郁人特有的擅于交涉的本能发挥了作用，我与出版社的编辑见面不到 10 分钟，他就做出了决定——出版！

虽然我的手头并不宽裕，但毕竟我在筑地市场挣了些钱，所以我不想因为费用问题让我的出书事宜遭受挫折，而且书的第一版不必支付印花税，省出来的 100 万可以用到印刷费上，这样只要拜托出版社帮我把封面设计得漂亮一些便大功告成了。虽然从决定到正式出版花费了整整 1 年的时间，但最终书还是顺利出版了。这次出版的成功离不开心理咨询师的功劳。

在此期间，筑地市场的那位不怀好意的上司对我的虐待和恐吓越来越嚣张，毫无收敛之意，我只好辞职了。辞职的时候大家为我举办了送别会，还把我举起来抛向了空中。

我认为服务业非常适合我的身体状况，因此我想找一份时薪高一点的工作，最终我选择在一家高级酒店——新宿华盛顿酒店大厅做服务员。

服务员的工作开始后，我很快发现酒店的服务工作非常适合我，干起活来我也精神饱满。我最崇拜的漫画家安田广雅经常来这里开会，于是我给他送咖啡的时候找机会跟他讲了一些自己的事情，比如小时候妈妈给我买过安田广雅写的绘画教学书，我很入迷，反复熟读过；我想成为一名作家也是安田广雅的功劳等。当我美滋滋地往回走时，大堂经理很生气地训斥我："工作时间大家都手忙脚乱的，你倒是有闲工夫跟客人聊天，还敢打扰贵宾安田广雅！"虽然我被劈头盖脸地批评了一顿，但心里却特别高兴。

　　我不太在乎酒店的工作可以挣多少钱，只要酒店的客人心情愉快，我就满足了。我的想法变得简单后，工作起来也轻松愉快了很多。当然，那时我还是一心想成为作家，但下班回家后一想到不得不继续做临时工维持生计，心情便开始低落，而回到酒店开始工作后又会感到开心。我偶尔也会做一些充满野心的白日梦——赚大钱，做酒店大王。

　　酒店的工资和在筑地市场的差不多，工作时间依然是从凌晨开始一直到午休结束之后，接下来的午后时间我便可以专心准备自己的创作。现在我制订的日课计划也跟这个时间安排有关。不缴纳养老保险金、助学贷款申请延期返还，只要我解决了这两个问题，维持生活就不成问题了。酒店的出勤安排采用自主申请制，可以按自己的节奏申请，出勤时间并不会妨碍你的兴趣爱好。大家都不怎么喜欢一大早来上班，所以上午时间经常空着，我申请很方便。

　　正好这个时候我的书出版了。虽然没有引起任何关注，但对我来说简直就是一个惊天奇迹——报纸报道了我的书，我很敬重的赤濑川原平[1]也写书评了。可惜我出书没赚到钱，于是我开始策划用在酒店打工攒下的钱到海外卖书。当初，我大学刚毕业时乘着躁狂情绪到处炫耀自己的论文时，偶遇了一个定居法国、从事出版策划的中国人。他曾说："你这个人太有

---

[1]　日本前卫艺术家、评论家和作家。——译者注

意思了，等你的书出版了来找我，我们可以合作。"

于是，我没有考虑太多就直接动用了所有存款飞往巴黎，直奔去见他。他给我介绍了很多法国的美术馆和书店，并答应第二年在比利时布鲁塞尔举办的美术展上展出我的摄影作品。不过还是没有报酬，我的书的营销工作就这样告一段落了。当初 Littlemore 出版社也没给我钱，当然我也没要求支付稿费。

自己想做的事情由自己来做，即便花光所有钱也要做——至今我仍然保持这种风格。我说着一口不太流利的英语，逛完法国的美术馆，再逛书店。法国人听说我是从日本来的，都热情地接待了我，大多数书店也没有拒绝我的推销，购置了数册我的书。顺便我还去了英国伦敦。回日本后我继续攒钱，然后又去了德国法兰克福举办的法兰克福书展 ①。这样飞来飞去虽然存不住钱，但我可以以书本为媒介邂逅各种各样的爱书之人，我度过了很多幸福的时刻。让我惊奇的是，法兰克福居然也有人知道我的作品。这个时候我明白了一个道理——营销越好，效果越显著。

理所当然，这次我依然没有赚到钱。不过我的故事被刊登在了巴黎的杂志上，而且篇幅长达好几页。当然我没有任何报酬。无论如何，最终我成功在向往已久的纽约现代艺术博物馆展出了自己的书。这是躁郁人惯用的方法——带着作品天南

---

① 世界上规模最大的国际图书博览会之一。——编者注

地北地乱窜的成果。旅行中我犯过几次抑郁，一个人蜷缩在宾馆里哭泣的时候，心里默默悲哀："难道我只能这样忽晴忽阴，不明不白地活下去吗？"

但我回到日本后又马上中了酒店的"毒"，我不再满意华盛顿酒店的服务质量，开始想去外资酒店试试，于是去了相隔不远的希尔顿东京酒店工作了。然后我发现希尔顿东京酒店更适合我，可能是因为希尔顿东京酒店的经营理念更接近我的理想——不以金钱为目的，为客人提供无微不至的服务。

有一天，酒店里来了一家人，他们是从澳大利亚来日本旅游的游客。他们家 7 岁的小女儿突然跑到我面前，在我的耳边悄悄说："今天是我妈妈的生日。"于是，我用在筑地市场学到的鉴定水果保质期的技术让厨师长切开了最贵的高级皇冠哈密瓜，然后做了一个水果拼盘当作客人点的菜肴，免费赠送给了他们。这种自以为可以瞒天过海的小伎俩在客人一走便露馅了。我经常干出这种鲁莽的事，所以经常被同事和经理批评。不过只要我快乐，挨点批评也无所谓。

我在希尔顿东京酒店工作时与厨师产生了矛盾，但当着客人的面他们不得不笑脸应对，奈何不了我，所以我干脆不再去厨房，只在前厅招待客人。酒店的贵宾有贵乃花亲方①、松

---

① 日本相扑第 65 代横纲，相扑界的一代明星。——译者注

田优作^①的妻子松田美由纪^②等。在前厅接待客人的小费金额非常惊人，有一家医院院长的遗孀一次给了我 30 万日元的小费。虽然酒店规定小费必须上交，但我悄悄地揣进了自己的口袋里。就这样，我慢慢学会了攒钱。

当时，我还为松田美由纪提供了调解服务，调解龙平和翔太^③的争吵。后来我成立"新政府"的时候再次见到了松田美由纪，我们聊起了希尔顿东京酒店的一些事，她觉得非常有意思，我也受邀加入了松田优作事务所。不过，松田美由纪不懂如何指挥像我这种莫名其妙的人，对我束手无策，加上我没有什么工作可以做，不久后我就辞职了。但这段经历对我的人生来说意义深远。

我把希尔顿东京酒店的小费一点一点地攒了起来。当时已经 28 岁的我好不容易学会了攒钱，我开始还助学贷款，不过依然没有缴纳养老保险金。

那时我还出版了一本叫《0 日元的房子》的书，但接下来写什么我一点头绪都没有。不，可以说我的心思都放在海外的展览上了，我觉得我有点美术家天赋。正好这时候，加拿大的温哥华美术馆询问我有没有举办个人展的意向，我一直以为打

---

① 已故日本著名演员。——译者注
② 日本著名写真家、演员、制片人。——译者注
③ 松田美由纪的两个儿子。——译者注

了水漂的海外图书营销活动经过了 1 年多之后终于有了回应。

一边打工，一边策划，我在温哥华美术馆举办了人生第一次的个人展，还拿到了 30 万日元的报酬。我特别喜欢温哥华，资助举办这次展会的实业家都是当年的嬉皮士，他们现在发展成了实业家、收藏家。这次活动是他们为帮扶贫困艺术家举办的系列活动中的一个环节。我这个躁郁人受到了他们的热烈欢迎，他们觉得躁郁人那种连自己都不知道自己在做什么的茫然状态是鬼斧神工的奇迹。他们还兴趣浓厚地问我除了《0日元的房子》还有没有别的作品。更让人大吃一惊的是，他们特意坐飞机来东京找到了我在西荻洼的住处。我曾在抑郁时闷在家里随手画了一幅画，一直被我扔在床底下，我将这幅画拿出来给他们看，他们二话不说便立即买下了。海报大小的绘图纸上用水彩随意画就的一幅画，居然卖了 50 万日元。至此，我的存款已有 80 万了。当我说还有一张画时，居然出现了一个令人兴奋的竞拍高潮，同行来的朋友提出必须卖给他，他可以出一样的价钱。于是我的存款飙升到 130 万日元，我实在太满足了。不久后我便辞掉了临时工作。这是在 2007 年我举办个人展第二年发生的事情了。

于是我做出了一个重大决定——从今往后，我是作家，也是艺术家。决定是决定了，但接下来我该做什么呢？出乎意外的是，我对如此重大的决定居然没有任何具体规划。还好我收到了一份来自《域》（AERA）杂志编辑部的约稿，让我写一篇纪实报道。约稿人是当初报道我的《0日元的房子》的《朝日》周刊的主编，他现在在《域》杂志编辑部工作。我决定写铃木先生的事迹，铃木先生是我住在偶田川时候认识的老朋友。约稿时主编很大方，让我字数自己看着写。于是我写了8000多字，这个字数相当于本书一章的量，即等于我每天写的原稿量。我用一天工夫便写完了，发给编辑部后，他们在周二发刊的《域》上原原本本地刊登了我写的全部文字，不多不少占满了整整5页杂志。稿费8万日元，我把一半稿费给了铃木先生。

大和书房出版社的编辑看到了这篇纪实报道，来信说如果我可以写出一本书的量，便可以商量将其出版。已经辞掉了临时工作的我只能背水一战，立即动手拼命写。大概花了一个半月，我写了整整350页——人生中第一本完整的书稿。我每天写10页，完全把它当成了自己的日课，这一习惯一直保留到现在。

后来我和妻子结了婚。妻子想把工作辞了，自己做原创宝石饰品卖，但在辞职的那天发现已经怀了小蓝。我们的结婚仪式在温哥华举行，一共花费150万日元，我们没有举办传统的结婚典礼，所以没有收到很多礼金。此时，我的存款加上妻子的存款不足150万日元。妻子因为怀孕了，身体状况让她无法继续工作，而我现在没有工作，只有一本刚刚写好的书稿。夫妻俩都没工作，存款只有区区150万日元，妻子的肚子里还有一个小宝宝。这就是我的 30 岁。

虽然我的躁郁情绪仍在波动，但可能是因为养家糊口的重任落到了我一个人身上，那种严重的低落情况貌似开始减少了。工作方面获得的一些小成就成了我自信的源头，但我依然为柴米油盐而困扰。我的日子过得只有写写写，画画画，除此之外再无其他活动。回想起来，那时候真的很快乐。而收获的季节也正悄无声息地向我走来。

我依然坚持做日课任务，每天写 10 页原稿。就这么写着写着，开始有人约我写书。2008 年，我出版了《东京 0 日元房屋的生活》。这本书卖了 15000 册左右。一本 1500 日元，算上印税 [1] 的 10%，我的稿费收入大概为 225 万日元。这些钱对我来说简直是雪中送炭，但我写稿花费了一个月，出版用了半年，然后销售还需要几个月，最后印税才能转到我的账户里，这让我有些苦恼。

我还是需要钱。于是我以纪实报道的原稿为蓝本撰写了一本小说，即青山出版社出版的《偶田川的爱迪生》。这本小说虽然只卖出了几本，但电影导演堤幸彦看到《域》杂志报道的新闻后，来信与我商量想以我的书为脚本拍一部电影。于是，这本卖得不是很好的小说成了电影脚本，我拿到了 300 万

---

[1] 出版物的个人收益部分，即售价的 1 成作为作者的收入支付给作者，还有不计印税的自费出版和共同出版等出版方式。——译者注

日元左右的稿费。大家可能觉得这钱我赚得太轻松了，其实并不轻松，这笔稿费直到 2011 年我才拿到。

就这样我坚持不懈地写，写着写着我突然收到了某杂志连载的约稿，我的画也慢慢卖到 50 万日元一幅了。记得 2007 年申报个人所得税时，我一年的总收入大概是 350 万日元，2008 年 450 万，2009 年 500 万，逐年增加。虽然我的收入增加了，但我依然没有存钱的概念。不过对于像我这种无法确定什么时候能赚到钱的工作，存钱并非是一件容易的事。随着孩子一天天长大，需要花钱的地方也越来越多了。到了 2009 年，我终于落魄到口袋里只剩 10 万日元了。紧接着我的躁郁情绪的波动达到了从未有过的强度，我徘徊在死亡边缘。随心所欲的生活必有随心所欲的困境。于是我去了精神科，确诊我患的是躁郁症。

在我 31 岁、小蓝 1 岁的时候，我们一家三口只剩下 10 万日元。我的创作产出量不算少，有不少作品都获得了人们的认可。然而因为抑郁，我时不时地会陷入困境，经历反反复复的搁浅后再重新出发。

正当我陷入绝望的时候，高中同学发来了约稿信。他在信里说我的创作非常有意思，邀请我为他的网站写小说，报酬是 100 万日元。我要求预付稿费，于是第二天我便收到了 100 万日元的汇款。感谢他在我命悬一线的危急时刻送来了救命稻草。他简直是我的命中贵人。

后来我慢慢熟悉了自己的写作风格，开始琢磨自己的写作方式。从此，我在金钱方面再没有经历过米缸见底的恐慌。

或许我在躁郁症的陪伴下亲身经历过的工作和生活可以作为你的参考。不管怎样，现在我的收入总算平稳了下来，2009 年到 2019 年没有太大起伏，基本保持在 1000 万日元左右，也算是比上不足比下有余了。我的生活节奏很简单，就是不停地写、不停地画，然后将作品拿去卖掉。写书的收入每年在 350 万日元左右，卖画的收入也差不多是这个数，还有杂志连载、脱口秀表演等收入一共 300 万日元。总而言之，我的收入基本可以养家糊口了。

第二个孩子出生之后，我买了储蓄型保险，大概花了 800 万日元。因为我实在存不住钱，所以无奈选择了用这个办法来存钱。目前我的存折里大概有 200 万日元。世界在千变万化，但我的日课计划以不变应万变，远离世间流行的生活方式。无论是新冠肺炎疫情还是地震灾害，抑或经济不景气，我都充耳不闻，泰然处之——每天只需写 10 页书稿，画 5 幅画。

或许大家也发现了躁郁人无法坚持做好一件工作，他们抑郁了就会方寸大乱，不知如何是好；躁狂起来就会挥金如土，耗尽存款。躁郁人的确有如此的一面，这和金钱有紧密的联系，但如果他们掌握了合适的方法，躁郁人便能学会工作的技巧并坚持下去。如果躁郁人领悟到工作的目的是人们的幸福而不仅是金钱，那么他们便能更加发愤图强，坚持工作。

本章我讲了自己的故事，可能有些杂乱无章。虽然故事里全是一个躁郁人的日常琐事，但知与不知对躁郁人很重要。知则可以全盘接纳，为其乐此不疲地行动起来；不知则唯有接受和模仿非躁郁人的风格，身心不断地被扭曲下去。

那么，有没有最适合躁郁人的工作方式呢？我故事里的经验是否可以成为躁郁人通用的办法？如果可以，怎么实现？最后一章将会介绍这方面的内容。

或许大家很想知道我的开销情况，那我顺便晒一晒我的账单吧。我的活动经费包括零花钱每个月 5 万日元。每个月妻子会定期给我现金，除此之外便没有其他花销了，平均下来一天 1700 日元。不属于活动经费的开支另外结算，买书的费用从银行账户中扣除，绘画耗材也一样。上个月我的信用卡账单包括家人的花费总共 7 万日元左右，这部分支出归为我创立的 Kotorie 株式会社的经费。

我没有浪费一分钱，所以也不用怀疑我是否正在躁狂，躁郁人一旦躁狂起来便会浪费金钱。不仅费钱，还费脑、费嘴。到头来只有一个结果——累。过去我曾经多次邀请福岛县的孩子们到熊本县免费避暑，每次自掏腰包 200 万日元。看见朋友为没钱而发愁借给了他 100 万日元，而且我连借条都没要。不过现在我不这么做了，也不再乱花钱了。

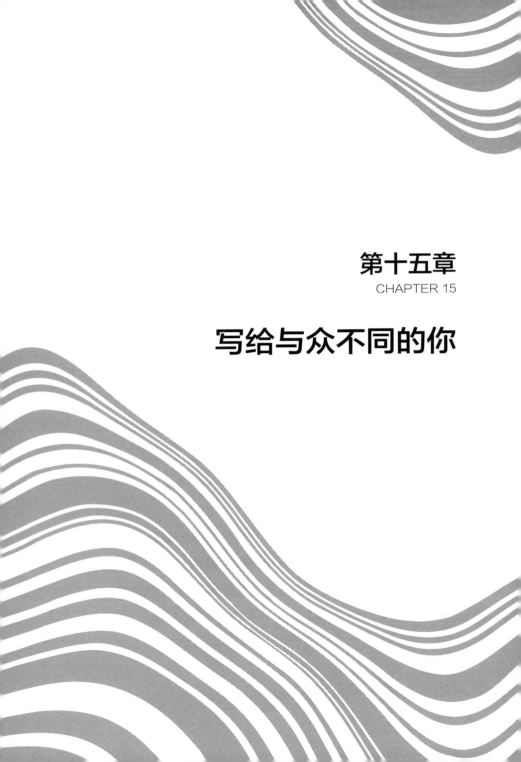

第十五章

CHAPTER 15

写给与众不同的你

　　我将自己对躁郁人多年考察的所思所想倾囊告诉了大家，多亏有神田桥医生的文章作为参考，本书才能写得如此顺利。正是神田桥医生的文章指引我摆脱了躁郁症的诅咒——误以为罹患了一生都治不好的躁郁症的认知误区，领悟了躁郁人的真谛。不仅如此，我还发现之前以为无法缓解的症状，其实都有应对方法。真心希望你能以本书为契机自省，将学到的方法灵活运用到今后的人生里，轻松愉快地生活。

　　本章是本书的最后一章，说明我也快要满足了。其实，对我来说满足即厌烦，我要趁厌烦之前赶紧写完。这是非常有益的应对方法。开始时有意识地做，逐渐将其转化到无意识里，这样便能应对自如。你要享受这个转变过程，这样你的情绪将更加轻松。

　　转换成功之后躁郁人便修炼成一个好人了。你将你的长处发挥得淋漓尽致，为公司和周围的人谋幸福，周围的人因你而感到愉快，你也可以享受充实和平静的生活。你爆发了创造力，周围的人对你刮目相看，如此喜人的变化让你幸福无比。躁郁人喜欢追求幸福，寻找幸福的本质。因为躁郁人在人生旅途中体验了不止一次的幸福，深知幸福的精髓所在。他们时而情绪高涨，时而泪流满面，甚至过犹不及而遭人嫌弃。

即使这样，我也不希望你削足适履，自惭怀才不遇而埋没了优点。我的亲身经历证明了，即便我们不强制改变自己、不放弃天赋特性也同样能构建我们自己的生活方式——在这里，我们的身体不再遭受痛苦。那么，我们该如何构建这样的生活方式？毫无疑问这是一条非常艰难的探索之路。前方的路上只有一座"灯塔"——神田桥医生的文章。我的直觉告诉我，神田桥医生是一位非躁郁人，但他是非躁郁人中对躁郁人最感兴趣的那一位。因此，神田桥医生的文章才能称得上是躁郁人的"灯塔"。"灯塔"虽然赐予了躁郁人光和方向，但路还需要躁郁人自己披荆斩棘去开拓。

所幸我们有了"灯塔"，"灯塔"可以明确我们前进的方向，让前方的道路变得明亮。躁郁症不是病，不需要治疗，躁狂和抑郁展示的正是我们躁郁人身体最真实的反应。然而，躁郁人常常反其道而行之，我们紧绷着身体，不遗余力地消除躁郁人易变的天赋，妄图在这个社会里通过伪装安度一生。当然，躁郁人能做到这个程度已经很了不起了（把为人和善的一面表现得淋漓尽致），但仅仅如此远远不够，只有对自己的身体诚实，而且诚实地行动了，我们才能发挥躁郁人的特性。我们该如何培育这个"诚实"呢？方法很简单，不做不想做的事，跟着自己的心走。

下面我们还是一起看看如何应付不同场景的具体案例吧。

< 写给你的躁狂 >

躁狂时的你心情舒爽，心中充满了"海阔天空任我游"的感觉，甚至感慨"十里春风只因你"。你的脑海里都是幸福有趣的事情，思绪总是会飘得很远。你无法安然入睡，脑海中一旦浮现新想法，身体便会迅速满血复活，嘈杂的喧闹也变得有韵律了，于是你悄然而起，踩着旋律跳舞。你的灵感也爆发了，能一口气列出一大段读音相同的汉字①，还能用这些字编织出一段长故事。

恭喜你，你已进入躁狂状态！躁狂是来自宇宙的祝福，是甘露。你的身上将出现更多奇迹。

跟着自己的心付诸行动让你兴高采烈，但必然会让你周围的人大吃一惊。躁郁人身上的奇迹每天都可能发生，如同家常便饭，但非躁郁人没有这么幸运，一年中能体验到一次奇迹本身就已经是奇迹了。正因如此，如果你试图邀请非躁郁人共享躁郁人的"奇迹狂欢节"，他们必然会疯。这时就需要你发挥躁郁人擅长的和蔼可亲照顾他们。

此时的你已经超越了时间维度的制约，无论是深夜还是

---

① 两个或更多的同音不同义的汉字或词语出现在一个句子里表达幽默、讽刺等意义。传统有冷笑话，现代有脱口秀等常用这种语言技巧。作者是脱口秀演员，因此出现此句。——译者注

凌晨，拿起电话就给别人打。这与你想到了什么、想要告诉谁已经无关了。而他人却无法超越时间维度的制约，所以强行要求他们跟上你的节奏会毁掉他们的健康，让他们崩溃。因此，在此事上躁郁人必须照顾非躁郁人，而且你需要时刻记住你的周围绝大多数都是非躁郁人，超越一切的奇迹人物仅仅是你。

所以，拜托大家不要再给别人打电话了。躁郁人的电话对非躁郁人来说只是一个麻烦。无论你告诉他们的是你奇迹般的发明还是开天辟地的发现，非躁郁人都理解不了。他们的回答只会有一个："请不要再在这个时间给我打电话了！"你来之不易的世纪大发明和大发现被非躁郁人视为一场恶作剧，旁观的我都替你遗憾，替你伤心。所以，请你不要再给非躁郁人打电话了。如果你有躁郁人好友，请打给他。他也能超越时间维度的制约，探索自己的伟大发明，因此他会耐心倾听你的伟大发明和发现。

灵感闪现如同一闪而过的流星，你经常在信口开河中将其忘得一干二净。这太遗憾了。所以一旦你的灵感闪现，最好第一时间用文字把它记录下来，因为用文字记录后任何人都可以阅读到这些内容。不要再犹豫了，或许你曾经尝试将灵感变成文字，但失败了。不过，一旦你能成功，无论过去十年还是一百年，人们都能随时发现你曾经的伟大灵感。

灵感 → 变成文字 → 打电话。

这是灵感传达的公式，其中"变成文字"是最辛苦的生产过程。只有辛苦可以有效消耗由你的躁狂情绪引爆的巨大能量。将灵感变成文字可以快速过滤那些无关的灵感碎片，留在纸上的只有那些经得起严格推敲的最优灵感。这是需要你全力以赴去做的作业，即使你的灵感再宏大也没关系，写在纸上就好。

接下来还是让我们练习一下将灵感变成文字吧。请拿出你的纸和笔，以你的新灵感为蓝本写一份策划书，再制定一个预算表。你需要详细列出需要多少钱、多少人、什么样的场所，这些准备做得越仔细你的灵感越能实现。另外，做得越仔细可以耗费你越多的躁狂能量，你的大脑也可以逐渐冷静。做成一件事，瞬间闪现的丰富灵感和灵感闪现之后的冷静同样重要，为了平稳推进实现灵感的事业，你需要拿出你厌恶已久的"成年人的态度"，热情地写吧。

不过在此我必须警告你，如果耗尽了奇迹的能量，那么你必然会疲惫，而且耗费多少奇迹你就会抑郁多久。也就是说，爬得越高，摔得越痛。这是一件非常恐怖的事情，我担心你并不了解这个恐怖。

我之所以这么说是因为躁狂状态下你已经完全无法感知恐怖了，因此你敢于攻击一切，鲁莽地挑战所有难题。正因为有了躁郁人这样的勇敢和鲁莽，世界才能被开拓到今日之广阔。既然如此，你该如何做呢？难道只能压制力量吗？不，你千万不能压制，一旦把力量压制下去你立刻会感到不舒服。不舒服正是导致你抑郁的唯一原因。因此，最好把力量用在自己喜欢的事情上，能释放多少就释放多少吧。

释放力量时必须严格遵守一个原则——力量只能用在自己身上或人之外的其他生物上。如此，你便可永远拥有奇迹之力了。此时的你是一个诚实的人，你尤其要通晓一个道理——不是人人都是顺应自然在行动的。所谓人类，他们创造了社会、建造了城市，一直生活在摩擦中。一旦和他们产生摩擦，你的奇迹之力便会被消耗殆尽。即如果你把躁狂的力量用在了别人身上，那么你将陷入抑郁。记住，躁狂的力量永远要用在自己身上或人之外的生物上。如果有关系亲密的家人或恋人，那么可以用你的力量为他们谋幸福，让他们高兴。

但人们总习惯把躁狂的力量用在某个具体的个体上。我认为这是人与人之间即便没有躁狂情绪的推波助澜也依旧会发生摩擦的原因。人们在躁狂的时候企图消除这些摩擦，但往往徒劳无功。如果你试图把已有的摩擦拆分归零，那么只有一个结果——引发新的摩擦。只有水到渠成一说，没有随便挖一条渠，水便自己跑到渠里的道理。即使你把水引到了没有河槽的地方，也不可能水流成川，水只会干涸，所以我劝你不要枉费力量了。

把躁狂的力量用在自己身上，即将灵感变成文字。等变成文字后，你的躁狂力量应该也已经耗尽了。如果即使做完这些你依然还有富余的力量没有用尽，依然有力量告诉他人，那就该考虑打电话了。此时你依然有勇气拨打通讯录里的所有号码，但你拨打得越多抑郁将会越严重，所以你不能胡乱拨打，须再三斟酌谨慎为之。躁狂能量非常珍贵，不能浪费，所以只要你把准要点，不要弄错释放能量的对象即可。

或许理解你的人天下只有一个。阅读古往今来的文献你会发现，文章中出现了很多胡乱的指责。从古至今，每当诞生一个伟大的发明或发现以及崭新的哲学理论、艺术创作的时候，无一例外都遭遇了质疑和不理解，只会偶尔出现一个理解者。毕加索的立体派开山之作《亚威农少女》创作于1907年，但直到几年后才跻身展览会在众人面前一展风采。这就是事实，毕加索也一样躲不掉，同样也不一定会有人能理解你的灵感。在不被理解这一点上你甚至可以和毕加索媲美。不过我理解你，在这一点上你完全不必有任何疑虑，毕竟我亲身经历了。请尽情思考，天马行空地进行想象吧。独自沉浸在自己的快乐中，这是十分有意义的，我们必须将其发扬光大。只要你不开口表达，就不会有人察觉到你的情绪是涟漪荡漾还是波涛汹涌。

理解你的人可能只有一个，抑或一个都没有。如果一个都没有确实有点可怜，所以我暂且断言有一个吧。会是谁呢？从你的手机通讯录里选择一个你认为最能理解你的人，实在想打电话的时候打给他就可以了。但你务必要事先告知对方："我有了一个不错的新点子，已经把它写成一篇文章了。您能不能帮我看看？如果您有任何建议一定要告诉我，我想把它再磨炼磨炼。"

　　就像作者和编辑的关系一样，请你尽快找到你的编辑，没有必要寻找新人。在人生旅途中你邂逅了很多人，其中必然有一位理解你的人。躁郁人本身就已经有了躁狂的选项，按下了躁狂开关以后便会则恣意地行动，这样必然可以吸引到一位理解你的人。就是他了，打给他吧。

　　我打给的是橙书店的久子和本书的责任编辑梅山。无论我什么时候打电话过去这两个人都不会生气，除了他们睡觉的时候，只要醒着他们肯定接电话。电话接通后我会先说："躁狂的时候我乱拨电话，把好点子说完了也赚不到钱，所以我决定只告诉你。"

　　现在我抑郁时也可以照常工作，他人的理解可以让我克服抑郁的消沉。写书之外的领域，我也按领域的不同找好了理解者，可以说现在我已经很坚强了。理解者绝不会嘲笑你躁狂时产生的灵感是妄想，因此在躁狂状态下你也能过得健健康康的。建立了这种保护机制，你便可以避免发生摩擦了。由不理解造成的摩擦是点燃躁狂时所有愤怒的导火索，一旦愤怒被引爆，接下来你必然陷入深不可测的抑郁。

　　虽然你是刚刚入门的菜鸟级躁郁超人，但也用不着焦急，只要你从周围物色一个理解者便可以安心了。有了自己的理解者，你便可以操控所有的躁郁情绪。

想要邂逅各种人是处于躁狂状态的主要特征之一，而背后却隐藏着躁郁人想寻找一位理解者的渴望。因此躁郁人爆发出活力，展示自己的长处，通过吸引他人的注意力寻找对自己感兴趣的人。不过只要你有了一位的真正的理解者，就没必要再寻找了。这样才能有效防止你的躁狂能量的浪费。

如果把躁狂的力量全浪费在寻找理解者上，那么必然会降低你进行创造性行动的效率——因为躁郁人一旦找到理解者便会满足，由躁狂能量驱使的行为也停止了。这样实在太浪费，为了防止浪费，最好从一开始就设定好只要有一个理解自己的人便足够了，你的灵感也只告诉他一个人，仍然首先将灵感变成文字，之后再打电话咨询理解者的意见。这样他必然会细心指导你接下来该如何做，而且你也报以出乎他所料的最佳回馈，甚至让他可以仰视你的成果。这就是你——一个了不起的存在。所以千万记住赶紧找到一位理解者，然后和他商讨你那伟大的事业吧。

最后谈谈金钱的问题。躁郁人一旦躁狂便挥金如土，我曾经也这样。于是我开始研究自己，发现这个问题跟前面讲的理解者的问题是一个道理——没钱，但以为自己很有钱。躁狂时我问自己："浪费和存钱哪个更快乐呢？"这时我发现存钱更快乐，存得钱越多越讨厌浪费。而且躁狂会让你变成可以制造奇迹的人，想买的东西都可以自己动手制造。

为了满足自己的物欲、占有欲，我开始动手自己制造。

我看中了一件价值不菲的高级毛衣，于是自己动手织了一件；喜欢一只很可爱的玻璃瓶，于是马上到仓敷的玻璃手工坊做了一个；发现了一把 19 世纪流行的古典吉他，馋得我垂涎欲滴，于是花费 5 个月的时间，从零开始学习终于做出来了，好像总共花了 10000 日元。自己动手做还有很多好处，不仅消除了物欲和占有欲，还可以享受开拓新世界的快乐。大家也试试自己动手自给自足吧。有时候制作过程可能不太顺利，但这不仅可以消除你的物欲，还能启发新的创作和带来改变的契机。

自己动手制造，然后拿去卖，这已成了我的收入来源之一。躁郁人的本质想法是相比花钱，更喜欢存钱。为了存钱，躁郁人甚至自己动手盖房子，自己种蔬菜，他们特别擅长把物欲转换成创造内驱力。

理解者和金钱，你只要处理好这两点基本没什么大问题了。躁狂时你很乐意义务为他人服务，既然喜欢就放心大胆地去做吧。但请记住一件事——发生摩擦的概率随着与人接触的概率增加而增加，而你与抑郁的距离则随其拉近。

即使躁狂时我也不怎么与人见面。当然我必须每天见我的理解者久子，还有每天都要与梅山打电话探讨书稿的内容以及今后的打算等。除此之外我谁也不见，也不打电话给别人。自从发现了"见得越多，能量越会被消耗"这个定律之后，我开始尽力避免与人见面，也发现了这样更适合我的需要。没有了摩擦，我的抑郁也随之消散了很多。目前，我离上次陷入抑郁已经过了 252 天了，中间从未再抑郁过。这个事实说明了无谓的人际交往是躁郁人最严重的浪费。

当然我不是禁止你与人交往。只要你自己喜欢就可以与人交往，但为了不让自己抑郁，你需要创建一个每天和自己的理解者见面的环境。躁郁人不宜待在一个随时会被批评指责的环境里。而"好好先生"当多了也很无聊，但躁郁人唯独不能反驳理解者的忠告，要做到让自己的理解者真正理解。只要坚持日复一日、持之以恒地提高自身技能，你就不会再抑郁。

平常我和我的家人会保持一定的距离。因为我居家办公，所以我每天都和妻子以及孩子们待在一起。但我保留了我一个人的独处时间，一般下午 1 点到傍晚 5 点是我的独处时间。到了晚上的睡觉时间，我会一个人睡在书房里，9 点准时入睡。凌晨 4 点到上午 9 点，也是我一个人的工作的时间。即使在家里，制定一个见与不见的规则也非常重要，玩的时候大家聚在一起愉快地玩耍，作为交换条件，他们必须保证我的独处时间。我要随时提醒自己，家人也是他人，只要是与他人相处必然有产生摩擦和受到伤害的风险。不过，只要你考虑周全，家庭内部发生摩擦的概率会显著下降，你生气的频率当然会随之降低。

从这一点上来说，躁郁人不适合在公司上班。每天和一帮与自己格格不入的人挤在同一个空间里过着同样的日子，如果躁郁人不抑郁反而不正常。可能有些人宁可忍着也不辞职，这说明他们已经放弃抵抗抑郁了，他们满脑子只有一件事——迟早要抑郁，万一抑郁了我该怎么做？

我选择的方法大家已经了解了，即做临时工积攒一点资金，然后注册自己的公司，在自己的公司里一个人工作。

借贷往往会导致诸多麻烦。俗话说"无债一身轻"，躁郁人尤其必须要维持无债无欠款的日子。存钱是躁郁人喜悦的源泉，借贷则是抑郁的巢穴。那些公司要生存，不得不借贷的借口，无法阻止抑郁的发生，抑郁会在你的担忧中悄悄地显现。我再强调一遍，千万不要借贷。

躁郁人的内心看似波澜万丈，他们却渴望一个稳定的环境。正因如此，躁郁人更需要伴侣，所以你最好放弃想独自一人安安静静地过精致的单身生活这种念头，尽快找到人生的伴侣吧。伴侣的人选最好不要是你的理解者，更不能是经常与你产生摩擦的人，这种人容易暴躁，会加剧你的扭曲从而搅乱你躁郁情绪的波动。总而言之，你最好选一个温柔、不易发怒的人作为你的伴侣。如果你的伴侣也是躁郁人，则你们容易发生冲突，最理想的是理解躁郁人的非躁郁人。

躁郁人不擅长照顾他人，因此需要有一个会照顾人的伴侣。但如果一味地让伴侣照顾自己则必然导致爱情的枯竭，所以躁狂的时候你要怀着轻松愉快的心情尽可能多地做一些准备饭菜、洗衣刷碗、打扫房间等的家务活。虽然我做家务活是为了在推特上晒图，但我确实分担了一些家务活，因此妻子对此也没什么意见。我还出版过一本料理图片集，所以做家务活对我来说更是工作需要。不过，无论目的如何，做家务活就是在协助家人。

总而言之，我们要尽可能避免无谓的人际交往，增加与理解者的亲密往来。我们先将新想法、新点子等变成文字，之后发给理解者加以判断。具体手段既可以打电话，也可以发邮件，我经常用推特等社交工具与不同领域的人交往。躁郁人要明确告知自己"与人面对面接触有害健康"，学会存钱，因为存钱比浪费更容易带来快感。

存钱的练习就从每个月存 3 万日元开始吧。实践过程中你会发觉自己是多么渴望平凡而稳定的生活，那么就让自己的想法在平凡而稳定的生活里自由自在地狂舞吧。至于如何实践，只要做到一句话——越简单越好。如此一来，你便有余力去随心所欲地帮助他人了，工作也会硕果累累。如果你在公司任职，那么到一定年龄后最好辞职创立自己的公司。但你一定不要借贷，借贷是非躁郁人处理金钱问题的方式。至于其他更多的生活问题，和自己的伴侣一起商量着解决即可，相信躁狂的力量可以轻松摆平一切困难。

< 写给你不躁狂也不抑郁的瞬间 >

可能有人正处在既不躁狂，也不抑郁的中间阶段。这时，我也没太多的嘱托对你讲了。这是一个挥手送别了躁狂，冷眼迎接抑郁的瞬间，或是雨过天晴摆脱了抑郁，等待躁狂来临的过渡期。这是躁狂和抑郁中间状态的心旷神怡的幸福时刻，这时你怎么做都可以。

注意不要劳累，因为劳累了便会马上进入抑郁状态。只要你一天三次有意识地躺下来，让身体得到休息便不会劳累。你尽量不要参加酒会，因为参加酒会必然会引起你的躁狂发作，之后抑郁状态也会很快来临了。相比之下和自己的亲人在一起享受生活更幸福，如果傍晚时候泡个热水澡，心情将更加舒爽。

你的想法、灵感的数量是否不够了？如果你感觉到有些不够，说明已经到该补给的时候了。躁郁人常常超额输出而忽略输入，所以这是一个难得的时机，你应该静下心来阅读，补给你的精神世界。除此之外，我也没有什么其他嘱托了，请你慢慢享受吧。

＜写给你的抑郁＞

最后，我们聊聊正在痛苦的你。

我知道你很痛苦，但请千万不要虐待自己，一切依然那么美好，只是你现在感觉不到了而已。你是否想跟我说"我也很想停下来，但它根本不听我的控制"？对此，我深有感触，也能理解，因为我和你一样曾经经历了无数次的痛不欲生。我能听到你的求救声，虽然你没有大声说出来，但你心灵的深处正在声嘶力竭地呻吟"太痛苦了，帮帮我吧"，所以无论如何请你听我这一次。

　　躁狂时，躁郁人必然会攻击自己，这是一个绝不能轻视的问题。你这样，你身边的躁郁人也是这样，包括我也一样，大家必然会攻击自己，而且异口同声地说着同样的话。

　　"去死吧，你这个笨蛋。这么简单的事都做不好，为什么别人会你却不会呢？你活在这个世上还有什么用处？你的人生完了，够了，去死吧！"让我说对了吧？看着这群人同仇敌忾，周而复始地责备自己的场面，你不觉得这是一个值得我们慎思明辨的问题吗？抑郁—自我否定，这是一个自觉的反应，就像感冒或发烧一样。

　　抑郁时你感觉不到肚子饿。我知道大家都会说出"我不饿，我不想吃"等话，但经我多年的研究发现，冒出死亡想法的人都会在数小时没有进食欲望，所以请你多少吃点吧。

　　那么吃点什么好呢？没有讲究，你喜欢什么就吃什么，喜欢大福[①]就吃大福，喜欢汉堡就吃汉堡，喜欢烤鸡翅就吃烤鸡翅。我知道你现在感觉身体不舒服，但前文中我已经说过多遍了，即使身体不舒服你也依然可以动。现在有了优步美食（Uber eats），不用到外面你也能吃到想吃的东西。既然你还能点外卖，说明你的身体还有力气，所以只要你愿意完全可以到外面转转。如果好友住在附近，你可以联系一下他们。

　　你可能还是会说："吃不进去……"我教你一个不用出门

---

① 日本的一种点心，类似中国的糯米团子。——编者注

便能让心情好起来的方法。冒出死亡念头的人都会感到全身发冷，这是抑郁时心率变慢导致的。心率变慢意味着血液循环减缓。你摸摸看你的脚、肚子和腰部，是否发凉？其实只要身体变热了，你想死的心情也会消失。当然我们不可能用如此简单的方法就能把所有抑郁的痛苦和自我否定的情绪一扫而光。

你可以泡个热水澡。如果你嫌麻烦，端一盆热水泡脚也可以。或者学美容店的做法，把湿毛巾放到微波炉里加热后擦身子，或者把热毛巾盖在脸上也行，总之这样会让你的心情好转很多。如果把薄荷、橙子等平时你喜欢的味道的精油涂在脖子上，你的心情会越发好起来。然后准备一根牙签，用它轻轻地扎身体僵硬的部位，你的心情便会逐渐好起来。你还可以按摩头部，做法是张开两只手，从头顶的正中开始用手指向两边轻轻按压。平时洗头的时候大家很少注意这个部位，其实它有个名称叫头的黄金部位，是愉快情绪中心。

接下来，躺下休息即可。躺下后动员你的所有想象力去感受心脏休息的样子。反正此时你无法入眠，所以微闭着眼睛静养就可以了。但你千万不要因为睡不着就起来在屋里晃来晃去瞎溜达，尤其不能用手机没完没了地检索"躁郁、克服"之类的无用信息。你迫切地渴望尽快缓解抑郁，但是你越检索抑郁越严重，站立的时间越长抑郁的时间越长。抑郁时大脑已经不听你的使唤了，如果你反复强制启动大脑去检索那些没用的信息只会加重大脑的负担，所以不要做这种百害而无一利的事情，赶快放下手机别检索了。抑郁时就阅读你打印好的神田桥医生的文章吧。当然还可以阅读本书。

其实你什么也不做，花点时间睡个长觉也可以。只要睡着了抑郁便能好，睡的时间越长好得越快。前文中我也说过，抑郁是身体疲劳急需休息的信号，因为你的身体非常清楚地知道如果不发出自我否定的信号来阻止，你必然拖着疲惫不堪的身体继续折腾。

因为躁郁人情绪舒爽的时候绝对是一个轻率而鲁莽的人，所以你绝不承认，也不认可身体疲劳到极限不得不发出自我否定信号这个事实。然而现在抑郁了，所以你变得温顺、审慎且会不断反省，显然认为自己是日本第一拘谨的人，早已把自己是世界第一的身份忘得一干二净了。但身体一旦接收到精神饱满的信号，你又立即到处跑，从来不给身体好好休息的机会，所以身体才不得已使用自我否定这个撒手锏。

不管怎样，你要牢记"人生不会完美，也不会一无是处"。其实你心里也很清楚这个道理，要不让我们看看躁郁人在抑郁后恢复精神的样子？当我问"你在抑郁时一直反省得很彻底……现在怎么样"的时候，躁郁人回答："唉，那是抑郁了才那样说的，其实我完全可以不那么说。你看我今天感觉自己棒极了，什么问题都没有。我还是那个我，当然是人总有一些不足之处，但这才是完整的我。"这是我与一位躁郁人的对话，大家是否也这样说过？

抑郁时的反省、自我否定，待精神健康时再反思，你会发现都是一些无所谓的琐事。你抑郁时反省得再深刻，等抑郁散去之后你也从不认可当时的想法。所以，请大家不要再反省了！抑郁了请尽管躺着，不要用手机检索无用的信息。如果想阅读，请读神田桥医生的语录或者我的书，其他的书不必阅读。

抑郁时你有关人生和未来的所有思考，等抑郁散去之后会尽数化为误解。所以，马上停止反省，现在你的工作是静静地躺着——从早上 9 点躺到下午 5 点。完成了躺下的工作任务后，下午 5 点便可以开始做你喜欢的事。如果实在想思考问题，那么就在指定的思考专用时间里好好思考吧，例如下午 5 点至晚上 7 点的这两个小时里。但晚上 9 点你必须入睡，如果睡不着也没关系，闭上眼睛静静地躺着就好。

抑郁的时候你会感到孤独，这时关心你的人不来打扰是为了让你能好好地休息，所以不要拿起手机检索信息或者找朋友聊天，关掉手机电源睡吧。

如果你的感觉依然不太好，担心自己会死，那就拨打我的生命热线吧。

最后希望大家能够坚强地奋斗。

我也和大家一样是从痛苦中熬过来的。正因如此，我才得以创立躁郁大学，与同为躁郁人的大家相遇，我深感自己是一个幸福的人。奉献是躁郁人至高无上的幸福，当然，我顺带送大家一句良言——不要和无谓的人接触。

看到这里，大家也都是躁郁大学的毕业生了，我衷心希望大家能成为为众人带来喜悦的天使。但别忘了我们的小秘密——这是为了自己，虽然有点自相矛盾，但你不必纠结。我们躁郁人只有做自己喜欢的事情时，才能发挥躁郁人的真正价值，所以请放弃所有不被你喜欢的事物。当各种神奇的可能性重叠在一起时，才是和周围的人分享我们幸福的时刻。万一世界濒临重大危机，我们躁郁人必须一显身手，发挥我们的力量。

躁郁人啊，请心怀大志，逍遥自在地生活吧。不必为你的自我中心主义而感到惭愧，放心大胆地满足自己的欲望吧，满足后便能惠及所有人。

你经常要问自己现在想干什么，然后立即付诸行动实践它。所有的行动都将直接关系到你的健康。当这些行动引起的不是你的愤怒，而是喜悦时，你便成为躁郁超人，将为世界带来无穷无尽的欢乐和笑声。

所谓真正的学问，就是具体地实践"如何生存和发展"，并自发性地付诸行动。请大家把在本书里学到的东西与各自的现实结合，并进行实践。

我再也不想看见躁郁人因自杀而丢掉性命。如果你无法摆脱想死的念头，请尽管来麻烦我。如果你遇到了困惑中的躁郁人，请记得赠给他这本书。本书是我真正的、至高无上的幸福。